Adnan Khalid
Junaid Haris Farooq
Sidra Jahangir

Vírus da hepatite C

Adnan Khalid
Junaid Haris Farooq
Sidra Jahangir

Vírus da hepatite C

Factores de risco e de proteção no Paquistão

ScienciaScripts

Imprint
Any brand names and product names mentioned in this book are subject to trademark, brand or patent protection and are trademarks or registered trademarks of their respective holders. The use of brand names, product names, common names, trade names, product descriptions etc. even without a particular marking in this work is in no way to be construed to mean that such names may be regarded as unrestricted in respect of trademark and brand protection legislation and could thus be used by anyone.

Cover image: www.ingimage.com

This book is a translation from the original published under ISBN 978-3-659-89842-6.

Publisher:
Sciencia Scripts
is a trademark of
Dodo Books Indian Ocean Ltd. and OmniScriptum S.R.L publishing group

120 High Road, East Finchley, London, N2 9ED, United Kingdom
Str. Armeneasca 28/1, office 1, Chisinau MD-2012, Republic of Moldova, Europe
Printed at: see last page
ISBN: 978-620-7-91279-7

Índice:

Capítulo 1

1.1 Introdução

Este estudo foi realizado para identificar os factores de risco e de proteção que podem existir nos doentes com VHC no Paquistão. Infelizmente, considera-se que o Paquistão está atualmente sobrecarregado com o maior número de doentes com hepatite crónica e com a mortalidade resultante de insuficiência hepática e de carcinoma hepatocelular. Esta situação é agravada pelo facto de a prevalência exacta e os factores de risco da hepatite C ainda não estarem disponíveis.

A hepatite C foi descoberta pela primeira vez em 1989 por investigadores dos Centros de Controlo de Doenças que identificaram o vírus (Alan Franciscus, 2010). Desde então, a propagação da hepatite C atingiu proporções epidémicas, com a Organização Mundial de Saúde (2014) a afirmar que afecta 130-150 milhões de pessoas em todo o mundo e resulta na morte de cerca de 350 000 a 500 000 pessoas por ano.

O Paquistão continua a ser um país em desenvolvimento, com uma população aproximada de 170 milhões de habitantes, com pouca ênfase na saúde e na educação. O país está classificado no 134.º lugarth entre 174 países em termos de índice de desenvolvimento humano. No Paquistão, estima-se que cerca de 10 milhões de pessoas estejam infectadas com o VHC (Waheed *et al.,* 2009)

A maioria das pessoas que sofrem de VHC não tem consciência de que foi exposta e permanece assintomática na fase inicial da infeção; isto significa que o diagnóstico precoce durante a fase aguda (durante os primeiros seis meses após a infeção) é improvável (Kamal, 2008). Com o passar do tempo, esta infeção pelo VHC pode tornar-se crónica e não resolvida em cerca de 85% dos indivíduos, conduzindo a uma doença hepática em fase terminal (cirrose) e a um carcinoma hepatocelular que requer intervenção sob a forma de transplante hepático (Thimme *et al.,* 2001).

Os factores de risco e de proteção são fundamentais para descobrir como abordar as questões de saúde pública relacionadas com a hepatite C. Dão uma visão dos comportamentos e das condições que resultaram originalmente na doença, seguida de uma compreensão de como alterar essas condições (Nagy e Fawcett, 2015).

É importante identificar os factores de risco e de proteção no que diz respeito à hepatite C, uma vez que esta permanece assintomática durante muitos anos, sem que o doente se aperceba de que a adquiriu, até que os sintomas comecem a aparecer e, nessa altura, a doença hepática tenha atingido uma fase avançada em que a intervenção se torna irrelevante.

Tradicionalmente, a principal fonte identificada de VHC é o sangue infetado ou os seus subprodutos. No entanto, foram também definidos outros riscos de infeção pelo VHC, incluindo pessoas que injectam drogas (partilha de agulhas), tatuagem de partes do corpo, transplante de órgãos contaminados pelo VHC, hemodiálise, tratamento dentário e endoscopia.

A infeção pelo VHC também foi documentada na exposição profissional a sangue contaminado em casos de pessoal hospitalar, incluindo médicos e enfermeiros (Chen e Morgan, 2006). Foram também publicados alguns casos de infeção pelo VHC através de transmissão vertical (nascimento de crianças), sexo não seguro e partilha de lâminas de barbear.

20 a 40% dos doentes com VHC não têm qualquer fator de risco parentérico reconhecido, o que sugere que ainda existem modos de transmissão não identificados. Alguns destes novos factores de risco foram identificados como tendo origem em tratamentos ambulatórios que envolvem úlceras cutâneas e tratamento de feridas, diatermia, escleroterapia de varizes, acupunctura e gamaglobulina, injecções IV/IM. Os riscos associados ao estilo de vida incluem o consumo de cocaína intranasal, a prática de desportos de contacto, tratamentos de beleza e pedicura/manicura profissional (Karmochkine *et al,* 2006).

Atualmente, não existe uma imunização eficaz contra a hepatite C, no entanto, existem diferentes factores de proteção para reduzir o risco de contrair a infeção. As pessoas que injectam drogas devem evitar a partilha de injecções (agulha, seringas, colheres, filtros) e não devem doar sangue. Não devem partilhar objectos pessoais como lâminas de barbear, escovas de dentes ou toalhas e usar preservativos quando têm relações sexuais com um novo parceiro são alguns dos factores de proteção (NHS Choices, 2013).

Os trabalhadores da saúde no trabalho precisam de ter informação, instrução e formação suficientes para saberem como lidar com situações em que possam estar expostos a vírus transmitidos pelo sangue, os riscos de tal exposição e os seus limites. As precauções relevantes que devem tomar para se protegerem a si próprios, contactarem o pessoal ou os visitantes e sobre a forma de manusear e eliminar o equipamento de proteção pessoal (luvas de látex, batas) que lhes é fornecido (Health and Safety Executive, 2008).

1.2 Justificação

Em 2009, Waheed *et al* realizaram uma revisão sistemática sobre os factores de risco do VHC no Paquistão, mas nos anos seguintes não foram publicados mais estudos sistemáticos e não foram identificados novos factores de risco. Por conseguinte, tendo em conta o que precede, considerou-se que uma nova revisão sistemática seria uma abordagem adequada para a introdução de intervenções baseadas em provas. Além disso, não existe uma única revisão sistemática no que diz respeito aos factores de proteção contra o VHC.

Estima-se que, a nível mundial, 27% dos casos de cirrose e 25% dos casos de CHC, ambas as fases finais da doença hepática, estejam diretamente relacionados com a hepatite C. As taxas de incidência da doença podem ser ainda mais elevadas em países com uma elevada carga de infeção. Foi referido que, no Japão, cerca de 90% dos casos de CHC resultam diretamente da infeção pelo VHC (Perz *et al,* 2006).

O Paquistão é um país em desenvolvimento com uma grande percentagem da população abaixo do limiar da pobreza. O aumento da prevalência do VHC significa que a natureza crónica desta doença e a possibilidade de esta se transformar em CHC colocam os serviços de saúde pública, já sobrecarregados e sob pressão, sem meios para tratar estes indivíduos.

A prevalência do VHC é variável em diferentes regiões do Paquistão e também em grupos da mesma comunidade. A credibilidade dos dados já publicados é prejudicada pelo facto de estes estudos incluírem um pequeno número de amostras, juntamente com diferentes metodologias empregues pelos investigadores, o que torna inadequada a realização de uma meta-análise para avaliar melhor a prevalência nacional do VHC de forma precisa (Anwar *et al.,* 2013).

Para compreender quais são os factores que contribuem para a propagação do VHC, a descrição dos factores de risco relacionados com o VHC nesta investigação deve ter em consideração a fraca sensibilização para o VHC e os seus factores de risco, bem como a fraca taxa de diagnóstico precoce da doença. Do mesmo modo, os factores de proteção contra o VHC permitiriam uma melhor prestação de serviços de saúde para a prevenção do VHC. Isto faz com que este estudo de investigação seja crítico no que diz respeito ao aumento da sensibilização e do conhecimento no contexto dos riscos e dos factores de proteção em relação ao VHC que irá proporcionar.

A identificação e a classificação dos factores de risco e de proteção conduzem à possibilidade de dar sentido à causalidade; deve ser digno de nota quais dos factores têm uma associação causal e separá-los dos factores que têm uma associação protetora. Existe uma possibilidade real de associação ou ausência de associação destes factores com o VHC (Wallace *et al,* 2013).

Este estudo pretende consolidar o que já é conhecido de investigações anteriores e introduzir quaisquer novos factores de risco que resultem na infeção da população do Paquistão pelo VHC. Simultaneamente, o estudo analisará os factores de proteção que podem ser úteis para evitar que a população contraia esta doença infecciosa.

1.3 Questão de investigação

A questão de investigação desta revisão sistemática é "Quais são os factores de risco e de proteção relacionados com os doentes com VHC no Paquistão"?

1.4 Finalidades e objectivos do estudo

O objetivo desta investigação será a identificação e a descoberta de factores de risco e de factores de proteção contra o desenvolvimento do VHC. Os objectivos de investigação propostos resultarão numa revisão sistemática da literatura para avaliar quais destes factores existem e de que forma serão eficazes na redução da propagação global da infeção pelo VHC e da mortalidade resultante desta doença. A identificação das circunstâncias e das características que estão associadas à aquisição da infeção permite progredir no sentido da prevenção da infeção pelo VHC (Hagan *et al.*, 2007)

Os objectivos específicos deste estudo incluem;

1. Determinar que atitudes e práticas das pessoas no Paquistão as colocam em risco de infeção pelo VHC.

2. Avaliar se existem factores de proteção e que medidas preventivas são tomadas pelas comunidades para reduzir o peso da doença.

3. Determinar o impacto que o nível de educação e o estatuto socioeconómico têm na transmissão do VHC.

1.5 Hipótese de investigação

Ao realizar esta revisão sistemática e tendo algum conhecimento em primeira mão da propagação da hepatite C no Paquistão como médico, sou de opinião que este estudo nos permitirá conhecer quaisquer novos factores de risco de transmissão do VHC e factores de proteção adequados que ainda não tenham sido comunicados no Paquistão.

1.6 Âmbito do estudo

Este estudo não só acrescenta algo ao que já se sabe de estudos anteriores, como também tem um carácter de investigação para avaliar as razões do aumento da propagação do VHC no Paquistão. Esta revisão tentará fornecer meios de comunicação adequados e estratégias de tratamento eficazes que possam ser benéficas para a redução do estigma global do VHC. Este estudo tentará rever estudos anteriores de diferentes regiões do Paquistão, uma vez que, dada a sua grande população proveniente de diferentes origens étnicas, suspeitamos que possam existir diferentes factores de risco para a aquisição do VHC. O Paquistão sofre de um baixo nível de literacia, o que pode eventualmente levar a um menor nível de sensibilização e, por conseguinte, de transmissão do vírus.

Em resumo, o VHC é uma doença infecciosa crónica que pode ser transmitida através de vários factores de risco, como já foi referido. O VHC na sua fase crónica é muito difícil de tratar e constitui uma fonte de encargos financeiros acrescidos para os doentes pobres, que são mais propensos a contrair esta infeção. Este estudo tem como objetivo identificar os factores de risco e os que podem proteger contra o VHC.

Capítulo 2

Revisão da literatura

1.7 Descoberta do vírus da hepatite C

A introdução de testes serológicos, disponibilizados no início da década de 1970, resultou no diagnóstico específico do vírus da hepatite A (VHA) e do vírus da hepatite B (VHB) em doentes que sofriam de hepatite viral. No entanto, independentemente do rastreio do VHA e do VHB, a hepatite foi ainda detectada em 10% dos casos de transfusão de sangue, apontando assim para a existência de um agente desconhecido (Alter et al., 1975; Feinstone *et al.*, 1975). O termo hepatite não A, não B (NANBH) foi aplicado a este agente ainda desconhecido. Foram realizados estudos utilizando modelos animais, o sangue extraído de doentes infectados com NANBH foi utilizado para infetar os chimpanzés e foi estabelecido que o agente tinha a capacidade de causar uma infeção crónica (Alter *et al.*, 1978; Hollinger *et al.*, 1978). Outras experiências envolvendo filtração e sensibilidade a solventes orgânicos revelaram que um pequeno vírus com envelope era a causa do NANBH (Bradley *et al.*, 1985; Feinstone *et al.*, 1983; He *et al.*, 1987). Verificou-se que a concentração de soro de NANBH era baixa nos chimpanzés, o que se revelou prejudicial para o esforço global de identificação do agente etiológico por métodos imunológicos. Além disso, a caraterização molecular do NANBH continuou a ser obscura durante um período prolongado, principalmente devido à ausência de cultura de células e do modelo animal necessário para a propagação do vírus.

O agente causador do NANBH foi finalmente identificado no final da década de 1980 por Michael Houghton, com a ajuda das técnicas de biologia molecular mais recentes na altura, como a PCR e os métodos de ácido nucleico. Os ácidos nucleicos obtidos a partir de material infetado com NANBH foram inicialmente transcritos de forma inversa, seguindo-se a geração de uma biblioteca de ADNc em bacteriófagos com capacidade para exprimir um polipéptido codificado pelo ADNc. A biblioteca de cDNA foi analisada utilizando soro de um doente infetado com NANBH. Isto levou à etapa final em que foi isolado um único clone positivo (5-1-1) que exprimia o polipéptido obtido a partir do genoma viral do NANBH (Choo *et al.*, 1989). Investigações e experiências adicionais resultaram na revelação de que este agente era um genoma de ARN de cadeia simples (ssRNA) com um comprimento de ~ 10 kb, possuindo um único quadro de leitura aberto (ORF). O vírus da hepatite C (HCV) foi o nome dado para identificar este novo vírus e foi colocado no género Hepacivirus da família Flavivirdae (Choo *et al.*, 1989).

1.8 Propriedades e classificação do HCV

O HCV é semelhante a outros Falvivírus e Pestivírus com base na estrutura genética e na morfologia do virião, o que faz com que seja classificado na família Flaviridae do género Hepacivirus (Choo *et al.*, 1991). O hepacivírus canino (CHV) responsável pela infeção em cães (Kapoor *et al.*, 2001) e o hepacivírus não primário (NPHV) que infecta cavalos (Burbelo *et al.*, 2012) são outros membros do género Hepacivirus. O Flaviviridae é constituído por um genoma de ARN de sentido positivo e de cadeia simples, capaz de codificar uma poliproteína com mais de 3000 aminoácidos. As partículas de VHC no soro são consideradas como tendo aproximadamente 50 nm de diâmetro com uma estrutura esférica exterior e um capsídeo interior que mede cerca de 30 nm (Bradley *et al.*, 1985; He *et al.*, 1987; Kaito *et al.*, 1994).

O VHC apresenta uma variação genética considerável e, com base na sequência de nucleótidos obtida de pessoas infectadas, é classificado em sete genótipos diferentes e vários subtipos (Gottwein *et al.*, 2009; Simmonds, 2004; Simmonds *et al.*, 2005). Além disso, dentro de um indivíduo, o HCV sobrevive como uma quase-espécie em constante evolução. Esta variabilidade genética resulta principalmente da natureza pouco fiável da polimerase do ARN dependente do ARN (RdRp), ampliada pela elevada taxa de produção viral de 10 partículas/dia (Neumann *et al.*, 1998) e ainda mais acelerada pela pressão selectiva que lhe é imposta pela resposta imunitária do hospedeiro (Troesch *et al*, 2006). Verifica-se que os genótipos diferem na sua sequência de nucleótidos até 30-35% ao longo do genoma viral. A variação não está distribuída uniformemente pelo genoma e a maior diversidade é observada nas glicoproteínas virais E1 e E2 (Simmonds, 2004). A variabilidade em particular é notada na região hipervariável 1 (HVR1) da glicoproteína E2 do VHC e é suscetível de ser alvo de uma resposta de anticorpos.

As partículas do VHC também formam complexos com a imunoglobulina e, para além disso, com a lipoproteína de densidade muito baixa (VLDL) e a lipoproteína de baixa densidade (LDL), pelo que recebem o nome de lipoviropartículas (LVP) (Nielsen *et al.*, 2006). Estes complexos entre o vírus e os seus hospedeiros conferem ao VHC uma ampla gama de densidade de flutuação e sedimentação que varia consoante o método utilizado para a análise (Andre et al., 2002; Choo *et al.*,1995; Thomssen *et al.*, 1992). A infecciosidade aumenta nas fracções de densidade mais baixa (~ 1,06 g/ml) e está associada às LDL e VLDL, ao passo que as partículas de densidade elevada (1,17-1,21 g/ml) apresentam, em comparação, uma infecciosidade reduzida (Choo *et al.*, 1995; Hijikata *et al.*, 1993b; Thomssen *et al.*, 1992). As partículas intracelulares de HCV apresentam uma densidade de flutuação mais elevada (1,15-1,20 g/ml) quando comparadas com os viriões segregados, o que indica um ajustamento da composição bioquímica do HCV no momento da egressão viral.

1.9 Transmissão e epidemiologia do VHC

De acordo com o relatório da OMS relativo ao ano de 2011, cerca de 170 milhões de pessoas (~3%) estão globalmente infectadas com o VHC, confirmando assim que o VHC é a principal causa de doença hepática crónica em todo o mundo. A prevalência mundial da infeção pelo VHC é apresentada na Fig. 1.

A transmissão da infeção pelo VHC faz-se principalmente através da exposição parentérica a sangue contaminado ou a produtos relacionados, por exemplo, através da transfusão, da administração de injecções terapêuticas não seguras e da utilização de drogas intravenosas (Shepard *et al.*, 2005). Desde que o rastreio de rotina do VHC foi empregue na década de 1990, o risco associado à transfusão foi quase eliminado nos países desenvolvidos e o abuso de drogas intravenosas é responsável pela maioria das infecções adquiridas (Thomson, 2009).

Foram identificados alguns casos de transmissão perinatal e sexual do VHC, no entanto, os dados de vários estudos permanecem inconsistentes (Alter, 2007). É muito difícil determinar a incidência da infeção pelo VHC, uma vez que a maioria dos doentes permanece assintomática e, por isso, as infecções agudas não são detectadas. Esta situação é exacerbada pelo facto de muitos países não disporem de um sistema comunitário de notificação da doença e de os estudos apenas envolverem grupos seleccionados que não são representativos da população em geral, como os dadores de sangue e os consumidores de drogas intravenosas (Alter, 2007; Lavanchy, 1999).

A doença é endémica em muitas partes do mundo, no entanto, a prevalência do VHC é mais elevada em alguns países africanos e asiáticos do que nos EUA (1,8%) e na Europa (0,6-1,1%) (Shepard et al., 2005). A taxa de seroprevalência mais elevada notificada (20%) para o VHC existe no Egipto; esta elevada prevalência deve-se ao tratamento anti-esquistossomótico durante o qual houve reutilização de seringas contaminadas (Frank *et al.*, 2000).

Além disso, os sete genótipos do VHC também apresentam variações na sua presença geográfica, com os genótipos 1-3 amplamente presentes, enquanto o 4 é especificamente proeminente em África e no Médio Oriente, o 5 na África do Sul, o 6 está principalmente presente no Sudeste Asiático e o 7 na África Central (Gottwein *et al.*, 2009; Simmonds, 2004). Os genótipos do VHC também diferem uns dos outros em termos de gravidade, persistência da infeção e resposta à terapêutica.

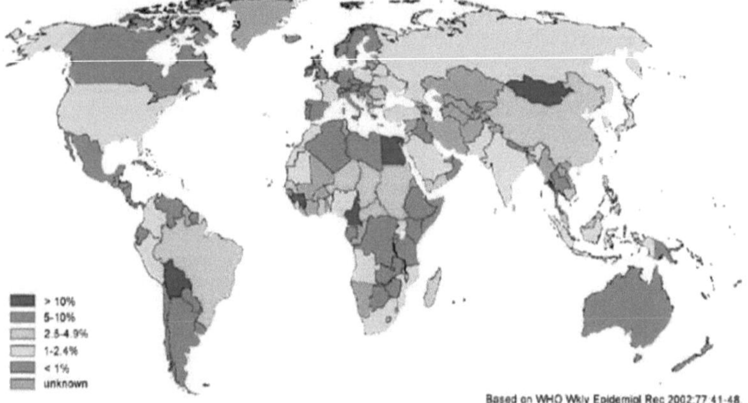

Fig. 1: Prevalência da infeção pelo VHC em todo o mundo.

1.10 Patogénese do VHC

O VHC tem sido designado como um assassino silencioso, o que se deve, em parte, ao facto de, na fase aguda da doença, poderem surgir sintomas de iterícia, mas, na maioria das vezes, a infeção tende a permanecer assintomática. Lamentavelmente, na maioria dos casos, a infeção assume um carácter crónico, o que resulta em lesões hepáticas que conduzem à cirrose hepática e ao carcinoma hepatocelular (Hoffnagle, 1997; Yang & Roberts, 2010). As duas fases que reflectem a progressão da doença após a infeção pelo VHC são apresentadas na Fig. 2.

1.10.1 VHC agudo

Como já foi referido, a maioria das infecções pelo VHC permanece assintomática na fase aguda e, consequentemente, não é praticamente diagnosticada. A maior parte dos dados disponíveis sobre a fase aguda da infeção provém de estudos sobre doentes que foram infectados na sequência de ferimentos com agulhas ou de transfusões de sangue. Numa minoria dos casos, os doentes podem desenvolver certos sintomas não específicos como anorexia, fadiga, mal-estar, iterícia e febre. A fase aguda é registada nos primeiros 6 meses após a infeção (Alter & Seeff, 2000; Thimme *et al.,* 2001).

A infeção é reconhecível pela deteção do ARN viral num período de 1 a 2 semanas após a exposição inicial, juntamente com níveis elevados de alanina aminotransferase (ALT) no soro (Farci *et al.,* 1991; Thimme *et al.,* 2001). Em 25% dos casos, há uma resolução espontânea da infeção, evidenciada pela ausência de ARN do VHC e por níveis normais de ALT (Hoofnagle, 1997). A insuficiência hepática secundária ao VHC fulminante durante a fase aguda da infeção foi documentada, mas é rara. A insuficiência hepática fulminante resulta numa necrose extensa das células hepáticas, o que, nos casos associados ao VHC, ocorre normalmente 2 a 8 semanas após a infeção (Farci *et al.,* 1996a). Até à data, a única estirpe de HCV (JFH1) considerada capaz de completar o ciclo de vida viral em cultura de células foi obtida num doente japonês que sofria de hepatite fulminante (Wakita *et al.,* 2005).

1.10.2VHC crónico

A persistência da infeção pelo VHC durante mais de seis meses é designada por infeção crónica e estima-se que cerca de 60-80% dos doentes estejam infectados de forma crónica. O resultado final da infeção depende de uma série de factores virais e do hospedeiro, como a idade, o sexo, a etnia, a doença subjacente, o genótipo viral e a eficácia da resposta imunitária do indivíduo. Na fase crónica da doença, os doentes podem não apresentar sintomas óbvios, exceto fadiga, mas acabam por sofrer de problemas hepáticos graves, como esteatose hepática, fibrose, cirrose compensada seguida de cirrose descompensada e, por fim, carcinoma hepatocelular (CHC) (Poynard *et al.,* 1997).

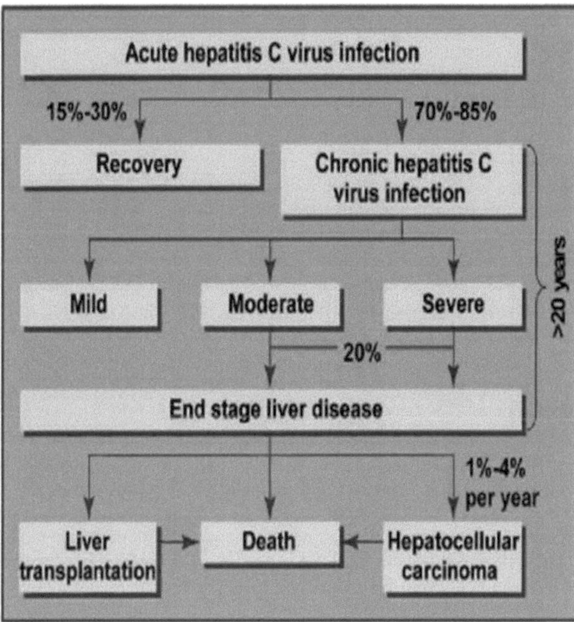

Fig. 2: Etapas da progressão da infeção pelo VHC. O vírus da hepatite C persiste na maioria dos doentes com infeção aguda pelo vírus

da hepatite C, e alguns desenvolvem lesão hepática progressiva e complicações subsequentes de doença hepática terminal. *Adaptado de Patel et. al., BMJ, 2006*[65].

A quantidade de lesão hepática não é diretamente proporcional aos níveis das enzimas hepáticas ALT e da carga viral. O nível de viremia do VHC é constante, com a capacidade de produzir 10 viriões por dia (Neumann *et al.,* 1998). Estima-se que 20% dos doentes cronicamente infectados desenvolverão cirrose hepática nos 20 anos seguintes à infeção inicial. Após o estabelecimento da cirrose, a probabilidade de desenvolver CHC é de 1-4% por ano (Hoofnagle, 1997). A capacidade do VHC para precipitar a cirrose e o CHC está aberta a debate, no entanto, a maioria das provas aponta para o raciocínio de que o VHC é menos citopático num estado não imunossuprimido e que o dano hepatocelular é, com toda a probabilidade, o resultado de células CD8+T citotóxicas que destroem as células infectadas pelo VHC (McGuinness *et al.,* 1996)

Os doentes que apresentam respostas celulares deficientes tendem a seguir uma trajetória de doença hepática grave em comparação com os que são imunocompetentes (Einav & Koziel, 2002). Estas observações apontam para a sugestão de que a cirrose hepática causada pela infeção pelo VHC pode ser tanto imunomediada como derivada do vírus. O mecanismo exato através do qual o VHC provoca o CHC não é bem compreendido, no entanto, existem provas irrefutáveis das propriedades oncogénicas da proteína central a partir de estudos realizados em ratinhos transgénicos. Num período compreendido entre os 16 e os 19 meses após o nascimento, 30% dos ratinhos transgénicos que expressam a proteína do núcleo desenvolveram CHC, em comparação com 0% de incidência nos ratinhos de controlo. Além disso, a análise imunológica revelou que a expressão da proteína do núcleo era muito maior nas células tumorais do que nos hepatócitos normais adjacentes (Moriya *et al.,* 1997)

1.11 Progressão da doença

O VHC é aceite como um vírus não-citopático que infecta e tende a persistir na célula-alvo sem iniciar inflamação ou danos. Isto é comprovado pelo facto de, apesar da presença de níveis elevados de viremia, não se observar qualquer aumento dos níveis de ALT sérica em doentes após um transplante de fígado ou quando acidentalmente infectados com agulhas contaminadas num ambiente de cuidados de saúde (Thimme *et al.,* 2001). O genótipo 3 do VHC tem sido associado à esteatose, que é a acumulação de lípidos nos hepatócitos (células do fígado) (Pawlotsky, 2004). Pensa-se que a lesão do fígado e a progressão da doença são mediadas pelo sistema imunitário, uma vez que a infiltração de células T no fígado aquando da infeção aguda está relacionada com o aumento do nível sérico de ALT. No entanto, em doentes imunocomprometidos, verifica-se uma rápida progressão da doença, o que sugere um papel dos factores virais na patogénese do VHC. Os efeitos citopáticos foram observados nas células que foram infectadas com o vírus infecioso de cultura celular JFH1 (Rehermann, 2009). Os resultados sugerem, assim, que os danos no fígado após a infeção pelo VHC resultam tanto da resposta imunitária do hospedeiro como do efeito viral direto.

1.12 Diagnóstico da infeção pelo VHC

É bastante raro diagnosticar a infeção pelo VHC durante a sua progressão na fase aguda, uma vez que a maioria dos doentes tende a permanecer assintomática. Quando se trata de diagnosticar casos suspeitos de VHC, são utilizados métodos de deteção serológicos e virológicos. Os testes serológicos são capazes de identificar e detetar a presença de anticorpos contra vários epítopos do VHC num imunoensaio enzimático, desde que tenha havido seroconversão e que os anticorpos estejam presentes em quantidade suficiente para que a deteção seja efectuada. O método não pode revelar se a infeção está a persistir, mas tem a capacidade de medir o nível de anticorpos no soro ou no plasma (Chevaliez & Pawlotsky, 2007).

Os ensaios virológicos dependem da amplificação do ácido nucleico do vírus e têm a capacidade de fornecer uma análise qualitativa e quantitativa da carga viral. Após a aquisição do ARN do VHC a partir do plasma ou do soro, este é amplificado através da reação em cadeia da polimerase (PCR), da amplificação mediada por transcrição (TMA) ou do ensaio de ADN ramificado (b-DNA) (Chevaliez & Pawlotsky, 2007).

Tanto os métodos serológicos como os virológicos podem ser utilizados para estabelecer o genótipo específico do VHC com o qual uma pessoa está infetada, o que é importante, uma vez que os genótipos têm a capacidade de determinar a dose e a duração do tratamento. A sequenciação do genoma do VHC é particularmente útil quando um doente está a ser seguido, uma vez que identifica mutações que apresentam resistência às terapias antivirais. Por fim, um resultado negativo do ARN do VHC deve aparecer em várias ocasiões para confirmar que o tratamento foi bem sucedido na eliminação da infeção de um doente previamente positivo para o VHC (Chevaliez & Pawlotsky, 2007).

O carcinoma hepatocelular (CHC) é, por si só, responsável por um grande número de mortes por cancro em todo o mundo. O CHC é diagnosticado, na maior parte dos casos, após um longo período de deterioração clínica, altura em que a sobrevivência do indivíduo é medida em semanas ou meses. A sobrevivência a longo prazo exige a descoberta de pequenos tumores, muitas vezes presentes em indivíduos assintomáticos, que podem ser mais sensíveis a opções terapêuticas invasivas.

A observação de indivíduos com elevado risco de desenvolver CHC é efectuada por rotina através da utilização do marcador sérico alfa-fetoproteína (AFP). O diagnóstico por imagem com recurso à ultrassonografia é também utilizado para avaliar as alterações do fígado e de outros órgãos abdominais, como o baço, e correlacionado com os resultados da AFP. O diagnóstico do CHC baseia-se frequentemente em técnicas de imagiologia mais avançadas e sofisticadas, como a TAC e a RMN, em que as imagens são geradas utilizando o realce multifásico de contraste.

A AFP sérica, por si só, pode ser útil se os níveis estiverem acentuadamente elevados, no entanto, isto tende a ocorrer em menos de 50% dos casos na altura do diagnóstico. Quando não existe outra forma de confirmar o diagnóstico, só em último recurso é que se pode efetuar uma biopsia hepática. Para melhorar a precisão do diagnóstico, estão atualmente a ser testados vários marcadores serológicos (Gomaa *et al.,* 2009).

1.12.1 Histologia do fígado

O exame histológico da amostra de biópsia hepática continua a ser um padrão de ouro na determinação da atividade da doença hepática relacionada com o VHC, e o estadiamento histológico serve para prever o prognóstico e a progressão da doença (Yano, Kumado *et al.,* 1996). A biópsia também serve para excluir outras causas de doença hepática, pelo que a biópsia é geralmente recomendada como avaliação inicial das pessoas que sofrem de infeção crónica pelo VHC. A hepatite C pode seguir um curso de natureza aguda e apresentar características morfológicas semelhantes às da hepatite aguda clássica sem necrose em ponte, mas também é provável que apresente características de infeção crónica por hepatite C. Estas incluem esteatose, linfonodomegalias portais. Estas incluem esteatose, agregados linfóides portais, lesão das vias biliares e alterações lobulares que envolvem os hepatócitos eosinofílicos e corpos com reacções sinusoidais proeminentes. A colestase também pode ocorrer como hepatite colestática, mas é pouco frequente (Goodman & Ishak, 1995).

1.13 Tratamento da infeção por HCV

Embora 20% a 25% da infeção pelo VHC na fase aguda possa ser terminada espontaneamente pela resposta imunitária do hospedeiro, as probabilidades de isso acontecer tornam-se muito reduzidas quando a infeção entra na fase crónica. Atualmente, não existe vacina contra o VHC e o tratamento de base para o VHC crónico baseia-se na terapia combinada com interferão alfa peguilado (peg-IFNa) e ribavirina. O resultado do tratamento depende de diferentes factores, incluindo a idade do doente, o sexo, o genótipo do VHC, a carga viral e o estádio da fibrose hepática. Os doentes que venham a desenvolver cirrose hepática descompensada ou CHC não têm outra opção para além do transplante hepático.

1.13.1 Tratamento atual

Atualmente, a resposta mais elevada à terapêutica antivírica para o tratamento do VHC é obtida através da combinação de injeção de peg-IFN e comprimidos de ribavirina, que são administrados em função do genótipo do VHC durante 24 (genótipo 2 ou 3) ou 48 semanas (genótipo 1, 4 ou 6). A terapêutica combinada conseguiu obter uma resposta virológica sustentada (RVS) de 40%-50% (genótipo 1) e com taxas que atingem até 80% com (genótipo 2 ou 3) (DiBisceglie & Hoofnagle, 2002).

Embora não existam dados adequados disponíveis sobre os genótipos 4, 5 e 6, os genótipos do VHC podem ser classificados por ordem decrescente com base na sua suscetibilidade ao tratamento à base de IFN (genótipos 2, 3, 4 e 1) (Tsubota *et al.,* 2011). A RVS foi definida como a não deteção do ARN do VHC durante o período de tratamento e a sua ausência continuada 6 meses após a interrupção da terapêutica. A combinação de peg-IFNa e ribavirina, devido ao seu elevado custo e aos seus efeitos secundários, que incluem febre, mialgia, cefaleias, anemia hemolítica e depressão, torna a sua utilização contra-indicada em determinados doentes (Fried et al., 2002).

Os IFNs são constituídos por glicoproteínas endógenas com capacidade para participar na resposta imunitária antiviral inata e têm propriedades antivirais (Samuel, 2001). Em doentes não responsivos, verificou-se que havia uma forte regulação positiva dos genes estimulados por IFN (ISGs) antes da terapêutica, que não pode ser replicada após o tratamento (Sarasin-Filipowicz *et al.,* 2008).

A ribavirina, que é um análogo da guanosina, tende a ser eficaz apenas quando é utilizada em conjunto com o IFN-a. A hipótese é que a ribavirina inibe a replicação do VHC ao ser incorporada incorretamente pela polimerase do VHC no momento da síntese do ARN (Feld & Hoofnagle, 2005). A ribavirina exerce o seu efeito anti-viral actuando como mutagénio do ARN, o que resulta na acumulação de mutações e no colapso da aptidão viral, conhecido como "catástrofe do erro" (Croty *et al.*, 2001).

1.13.2 Novos antivirais

Um dos desafios enfrentados no desenvolvimento de novos antivíricos é a necessidade de serem eficazes e terem menos efeitos secundários, bem como uma duração mais curta da terapia em comparação com o tratamento atual. Além disso, devido à presença de um grande número de quase-espécies em várias fases da infeção, existe um risco de desenvolvimento de resistência aos medicamentos, que deve ser considerado.

Com um melhor conhecimento da virologia molecular do VHC e do processo de replicação, a investigação está a ser orientada para a produção de STAT-C (terapia antiviral especificamente orientada para a hepatite C) e também para melhorar a terapia combinada de pegIFNa/ribavirina.

Além disso, estão em curso experiências para testar agentes imunomoduladores para além do IFN que têm a capacidade de estimular a resposta imunitária inata e adaptativa do hospedeiro. A modificação do regime de tratamento atual ganhou um impulso quando a Human Genome Sciences (HGS), em parceria com a Novartis AG, conseguiu desenvolver o medicamento Albuferon, que é constituído por IFNa conjugado com albumina humana. Esta conjugação ajuda a prolongar a semi-vida do fármaco na corrente sanguínea, limitando assim a necessidade de dosagem (Qureshi *et al.*, 2009).

1.14 Crioglobulinemia e manifestações extra-hepáticas da hepatite C

1.14.1 Crioglobulinemia mista (MC)

A crioglobulinemia pode ser classificada em tipos I, II e III. Os tipos II e III são reconhecidos como MC, um achado comum que estes casos apresentam é o fator reumático. Clinicamente, a MC manifesta-se por púrpura, artralgia, vasculite sistémica, fraqueza e glomerulonefrite (Sene *et al.*, 2004). Existe uma associação clara entre o VHC e a MC, especialmente envolvendo o tipo II e o tipo III (Wong *et al.*, 1996).

1.14.2 Doenças linfoproliferativas de células B

Dada a forte relação que existe entre a infeção pelo VHC e a MC, alguns levantaram a hipótese de o VHC poder estar envolvido na patogénese das doenças linfoproliferativas (LPD). Diz-se que os doentes que sofrem de linfoma não-Hodgkin (B-NHL) têm uma elevada prevalência de infeção por HCV (Ferri *et al.*, 1994).

1.14.3 Glomerulonefrite membranoproliferativa (GPMN)

O envolvimento do sistema renal na presença de infeção pelo VHC tem sido frequentemente relatado. A doença renal mais comum resultante da associação com a MC de tipo II é a glomerulonefrite membranoproliferativa de tipo I (GMPN). Em raras ocasiões, podem ocorrer glomeruloesclerose segmentar focal, microangiopatias trombóticas, glomerulopatias fibrilares e imunotactóides durante o curso da infeção pelo VHC (Terrier & Cacoub, 2013).

1.14.4 Artralgia/Mialgia

A artralgia é observada em aproximadamente 35% dos doentes infectados pelo VHC que sofrem de MC (Lee et al., 1998). As dores articulares tendem a ser bilaterais, simétricas, não deformantes e envolvendo apenas os joelhos e as mãos. O fator reumatoide (FR) também está presente em 70-80% dos doentes com MC, mas considera-se que não está relacionado com a presença de doença articular. Não se registou qualquer achado indicativo de destruição articular nestes doentes (Cacoub *et al.*, 2014)

1.14.5 Fadiga, depressão, perturbações cognitivas e perturbações da qualidade de vida

A infeção crónica pelo VHC tem sido associada a uma morbilidade neurocognitiva que não pode ser completamente correlacionada com a gravidade da doença hepática (Forton *et al.*, 2002; McAndrews *et al.*, 2005). Este défice cognitivo pode resultar em diferentes condições médicas e psiquiátricas, como a fadiga, a depressão e o abuso de substâncias. Os indivíduos que sofrem de infeção crónica pelo VHC e que estão a ser tratados com IFN apresentaram complicações neuro-psiquiátricas a curto prazo. A descoberta de sequências genéticas do VHC no tecido cerebral post-mortem levanta a possibilidade de que a existência de infeção pelo VHC no sistema nervoso central possa, de alguma forma, estar relacionada com os sintomas exibidos na sequência de um défice neurocognitivo (Laskus *et al.*, 2005).

1.15 Estratégias actuais no desenvolvimento de vacinas

Dado o peso da doença associado à hepatite C a nível mundial e o seu impacto na população, é da maior importância desenvolver uma vacina eficaz com capacidade para vencer o vírus. No entanto, existem muitos obstáculos no caminho que conduz ao desenvolvimento de uma vacina viável.

Um dos principais obstáculos ao desenvolvimento da vacina é a variabilidade do vírus VHC, que torna difícil o seu isolamento dos doentes, o seu crescimento em culturas de células de laboratório e não pode ser facilmente testado em animais. Os chimpanzés foram considerados os únicos modelos animais que podem ser infectados com o VHC, no entanto, a doença assume um percurso diferente nos chimpanzés do que nos humanos. Também se observou que os humanos e os chimpanzés convalescentes têm a possibilidade de serem re-infectados após sofrerem uma reexposição ao vírus (Stoll-Keller *et al.,* 2009). O VHC também foi estudado em ratinhos com transplante de células hepáticas humanas, mas este modelo não se revelou bem sucedido.

Foram estabelecidos muitos planos de conceção de vacinas contra o VHC, incluindo o de vacinas de ADN e o emprego de novos adjuvantes e proteínas recombinantes. O principal objetivo destas vacinas é terapêutico, ou seja, tratar pessoas que sofrem de hepatite C crónica. Num dos estudos, uma vacina candidata (proteína El do envelope) foi capaz de gerar respostas imunitárias específicas do VHC, diminuir os níveis de enzimas hepáticas e melhorar os níveis de inflamação do fígado (Nevens, Roskams *et al.* 2003). No entanto, os níveis de ARN do VHC não foram reduzidos e os benefícios desta terapia foram exibidos apenas num terço dos indivíduos.

Os estudos efectuados em seres humanos e chimpanzés indicaram, até agora, que os melhores resultados seriam obtidos com uma vacina capaz de induzir respostas humorais, de células T auxiliares e de células T citotóxicas amplamente disseminadas. Uma investigação considerável sobre a vacina tem sido orientada para a identificação dos epítopos, ou proteínas, do VHC que mais certamente desencadearão uma resposta vigorosa de anticorpos ou de células T. A compreensão dos epítopos imunogénicos e da sua importância para a eliminação do vírus e a presença de epítopos conservados de reação cruzada é relativamente menos conhecida (Stoll-Keller *et al.,* 2009).

O principal objetivo é o desenvolvimento de uma vacina universal que impeça o aparecimento de novos casos, especialmente nos países em desenvolvimento, onde a infeção pelo VHC é amplamente prevalecente e o tratamento é financeiramente muito dispendioso, sobretudo para os pobres. A natureza heterogénea do genoma do VHC é parcialmente responsável pela falta de progressos ou de desenvolvimento de uma vacina. No entanto, tem havido uma série de descobertas que nos dão mais esperança no desenvolvimento de uma vacina protetora.

Capítulo 3

1.16 Metodologia de investigação

1.16.1 Visão geral

O Capítulo 3 é uma visão geral explícita do estudo e de todos os métodos que foram adoptados para fazer deste um estudo reprodutível padrão. Este capítulo descreve os métodos que foram utilizados e torna palpável o cenário da investigação, os métodos de recolha de dados e a análise dos mesmos.

1.17 Conceção da investigação

A conceção da investigação é uma parte integrante muito útil e importante de qualquer investigação realizada no domínio das ciências sociais e ajuda a utilizar as provas disponíveis para que as respostas à questão principal da investigação sejam alcançadas sem qualquer ambiguidade (De Vaus, 2001). A escolha da conceção correcta do estudo é da maior importância para a realização de uma investigação de qualidade, uma vez que os resultados e a validade dos resultados de um estudo dependem diretamente dessa conceção (Pearson, Tosteson e Weinstein, 2009; Miller e Salkind, 2002).

Este estudo efectuou uma revisão sistemática da literatura, que representa uma revisão das provas baseada numa questão de investigação clara e precisa. Numa conceção de estudo SLR, a maioria de todos os estudos primários relacionados com um assunto específico é identificada, avaliada, fundida e delineada com uma abordagem sistemática (CRD, 2009; Petticrew e Roberts, 2006). A revisão sistemática também foi descrita como uma forma adequada de síntese de provas entre os peritos em cuidados de saúde e, ao desenvolver directrizes para uma medicina baseada em provas, a revisão sistemática representa o passo inicial (Moher *et al.* 2008). A RSL distingue-se da revisão narrativa na medida em que esta última não envolve uma pesquisa sistemática da literatura, o que resulta em viés de seleção; a RSL, como já foi referido, segue uma estratégia de identificação, aferição e delineamento de estudos sobre um tópico específico, o que permite eliminar o viés (Uman, 2011; White & Schmidt, 2005).

O autor iniciou o processo de revisão sistemática com a definição de uma questão de investigação que era "Quais são os factores de risco e de proteção relacionados com os doentes com VHC no Paquistão, com enfoque na prevenção e controlo da transmissão do VHC?" (Tabela 1) Foi desenvolvido um protocolo com a identificação dos critérios de inclusão e exclusão (Tabela 2).

Tabela 1. Questão de investigação de acordo com o PICO

População	Pergunta / Intervenção	Resultado	Definições
Hepatite C população infetada no Paquistão	Factores de risco e de proteção da hepatite C	Conhecimento dos factores de risco e de prevenção que conduzem à redução da transmissão	Comunidade adquirida Cuidados de saúde adquiridos

1.18 Fundamentação da revisão sistemática

A conceção da investigação SLR é importante porque permite obter informações muito precisas e abrangentes sobre um tópico específico. Um único trabalho de investigação apresentará uma pequena quantidade de informação sobre uma questão específica de interesse, no entanto, será gerada uma imagem mais abrangente quando toda a literatura relacionada com a área de interesse for recolhida, combinada e revista sistematicamente (Hemingway e Brereton, 2009).

O estudo foi realizado para produzir informações válidas e fiáveis sobre os factores de risco e de proteção associados ao vírus da hepatite C, que é atualmente a doença infecciosa mais prevalente no Paquistão. Tendo em conta o que precede, considerou-se que uma revisão sistemática da literatura era um projeto adequado para esta investigação. De acordo com Abalos et al. (2001, p.2), a revisão sistemática permite determinar se os resultados científicos dos estudos de investigação podem ser considerados consistentes e se esses resultados podem ser aplicados a outros grupos populacionais, limitando assim as possibilidades de enviesamento e aumentando a fiabilidade de um estudo e a precisão das suas estimativas.

A revisão sistemática da literatura também foi favorecida como desenho de investigação, porque permite aos académicos e peritos em cuidados de saúde chegar a decisões lógicas ou razoáveis com base em informações consistentes, imparciais e precisas que produz, em comparação com um estudo de investigação primária individual (Murlow, 1994). A seleção da conceção do estudo também teve em conta que a realização de um estudo de investigação primária implicaria o envolvimento de um grande grupo de amostras, tanto em termos de população como de distribuição geográfica, o que não seria vantajoso, tendo em conta o custo e o tempo envolvidos na recolha ou obtenção de dados, o que não seria o caso de uma revisão sistemática.

1.19 Estratégia de pesquisa

Em qualquer revisão sistemática, é necessário efetuar uma pesquisa exaustiva para identificar e resumir as provas disponíveis para responder à pergunta de investigação, prestando simultaneamente atenção à sua qualidade. As palavras-chave propostas para a pergunta de investigação são: Hepatite C, Identificar, Factores de risco, Factores de proteção, Paquistão, Carachi, Lahore, Punjab, Sindh, NWFP. Para obter a literatura relevante que corresponda às expectativas dos critérios de inclusão e exclusão especificados, a estratégia de pesquisa é o pilar do processo de investigação. Foram utilizados operadores booleanos para poupar tempo e eliminar os resultados inadequados.

Inicialmente, foram identificados estudos de interesse de 1990 a 2015 (até agosto de 2015) através de uma pesquisa online na base de dados PubMed da National Library of Medicine, Google Scholar, utilizando palavras-chave: HCV in Pakistan, HCV risk factors in Pakistan, HCV protective factors in Pakistan, awareness of HCV in Pakistan. Também foi feita uma pesquisa no Pakmedinet.com, um motor de busca que inclui revistas não indexadas do Paquistão, utilizando as palavras-chave [Hepatitis or HCV or Hepatitis risk and protective factors in Pakistan].

Utilização de operadores booleanos:

Os operadores booleanos são palavras simples (AND, OR, NOT ou AND NOT) que, quando utilizadas em conjunto com e para combinar ou excluir as palavras-chave durante uma pesquisa, conduzem a resultados mais concentrados e produtivos. Também poupam tempo através da eliminação de resultados inadequados que são analisados e depois rejeitados. Nesta investigação, foram utilizados os seguintes operadores booleanos:

(Hepatite C) E (Identificar) E (Fator de risco) E (Fator de proteção) E (Paquistão)

A literatura adicional foi também pesquisada através da bibliografia das literaturas relevantes e da pesquisa manual. Os autores da investigação foram os únicos que analisaram e seleccionaram manualmente, identificaram e seleccionaram publicações apenas com base nos critérios pré-estabelecidos a partir dos títulos e dos resumos gerados a partir das bases de dados. Nos casos em que os resumos não existiam, o texto completo foi selecionado para os títulos relacionados ou relevantes.

1.20 Critérios de inclusão e exclusão

Ao analisar a literatura relevante para este estudo, os resumos da literatura inicialmente selecionada foram cuidadosamente examinados utilizando os critérios de inclusão e exclusão pré-determinados. A estrutura dos critérios de inclusão e exclusão foi desenvolvida de modo a não refletir qualquer ambiguidade e a manter-se clara. Também foi feito um esforço durante a seleção dos critérios de elegibilidade para que não resultassem na perda de literatura relacionada ou generalizassem os resultados da investigação por serem demasiado amplos ou estreitos (CRD, 2009).

Os critérios de inclusão e exclusão que foram utilizados no presente estudo estão resumidos na Tabela 2.

Quadro 2: Critérios de inclusão e exclusão

Critérios de inclusão	Critérios de exclusão
• Estudos de investigação primária • Hepatite C no Paquistão • Identifica os factores de risco e de proteção relacionados com a hepatite C • Título e resumo publicados em inglês • Publicado em 1990 ou posteriormente • Estudos com uma questão de investigação pertinente e específica que tenha sido respondida com êxito	• Estudos de investigação secundária • Doentes sem hepatite C • Identificar os factores de risco e de proteção relacionados com a hepatite C • Documentos que não estejam em inglês • Artigos com texto integral ou resumo não encontrados após a pesquisa • Publicado antes de 1990

1.21 Seleção dos estudos relevantes

A escolha dos artigos relevantes para este estudo foi orientada por um serviço que é benéfico na promoção da utilização da educação baseada na investigação no domínio dos cuidados de saúde. O Centre for Reviews and Dissemination (CRD), da Universidade de York, forneceu o enquadramento segundo o qual a pesquisa bibliográfica foi efectuada em duas fases consecutivas.

Numa primeira fase, os artigos relevantes foram identificados através da análise do título principal e dos resumos, através de um processo de pesquisa que seguiu os critérios de inclusão e exclusão já definidos. Na fase subsequente, os textos completos dos estudos primários identificados relevantes para a investigação foram recuperados e a sua adequação foi novamente avaliada em função dos critérios de inclusão e exclusão, de modo a poderem ser seleccionados para análise (CRD, 2009). As referências de todos os artigos em texto integral foram também analisadas para procurar estudos adicionais relacionados com a investigação.

Fluxograma dos estudos seleccionados (CRD Universidade de York, 2009).

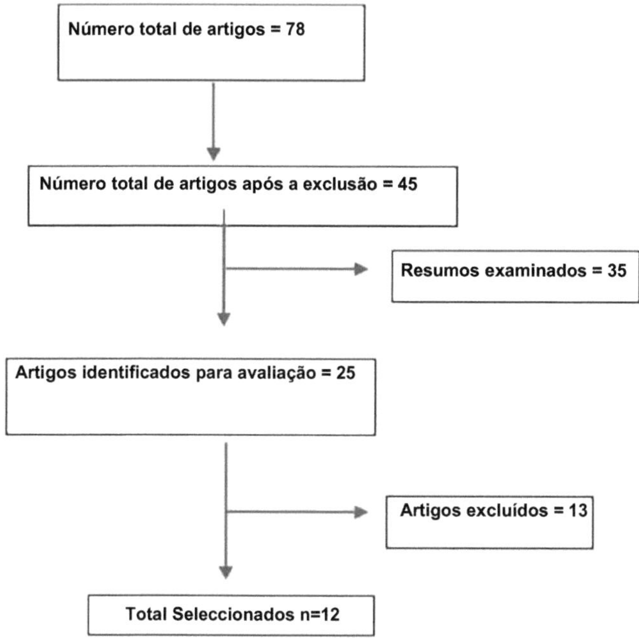

1.22 Extração de dados

A extração de dados ajuda os investigadores a planear, coordenar e conduzir uma revisão sistemática. Após a recolha de toda a literatura relevante, a informação foi extraída utilizando o formulário de extração de dados concebido pelo Centre for Reviews and Dissemination (CRD) da Universidade de York e modificado com base na pergunta de investigação.

A utilização de um formulário de extração de dados deste tipo não só ajuda a reduzir o enviesamento, como também aumenta a fiabilidade e a validade do estudo de investigação (CRD, 2009).

Foi elaborada uma tabela com os seguintes títulos de informação relevante: autor, ano de publicação, fator de risco envolvido e população ou região alvo.

O formulário de extração de dados utilizado no presente estudo é apresentado em anexo.

1.22.1 Síntese de dados

A síntese de dados numa revisão sistemática da literatura consiste em recolher, adicionar e resumir os resultados da literatura relevante com o objetivo de responder à pergunta de investigação; no entanto, este processo depende exclusivamente da disponibilidade de dados dos artigos seleccionados (Green, 2005; CRD, 2009). A síntese dos dados pode envolver meta-análise ou uma abordagem narrativa quando se considera inadequado combinar resultados com meta-análise.

A síntese narrativa foi utilizada para analisar os dados recebidos dos estudos que se qualificaram nas etapas anteriores desta revisão sistemática. Uma vez que a questão de investigação se centrava na identificação de factores de risco e de proteção, a síntese narrativa proporcionou a flexibilidade necessária para que o investigador pudesse contemplar e ser crítico em relação aos diferentes estudos que partilhavam um contexto semelhante.

1.23 Avaliação da qualidade

Considera-se que a avaliação crítica dos estudos primários relativamente à qualidade metodológica que possam possuir é uma parte essencial das revisões sistemáticas (Moja *et al.*, 2005; Whiting, et al., 2005). Isto decorre do facto de os estudos poderem apresentar variações no que diz respeito à sua força metodológica e as fraquezas na conceção do estudo poderem conduzir a enviesamentos e ser uma causa de sobre ou subestimação do tamanho do efeito. A avaliação da qualidade é útil na medida em que justifica a força dos estudos, pelo que estes podem ter um papel importante nas decisões políticas, dependendo do resultado da revisão (CRD, 2009; Juni *et al.*, 2001). Para superar ou minimizar qualquer viés, recomenda-se que pelo menos dois revisores estejam envolvidos durante o processo de avaliação da qualidade (CRD, 2009)

Como parte da avaliação da qualidade, apenas os estudos que passaram os critérios de inclusão serão avaliados e classificados com base na conceção do estudo, na recolha de dados, na análise e no enviesamento. Os critérios de avaliação serão classificados como Elevados, Moderados e Baixos com pontuações de 1, 2 e 3, respetivamente. O intervalo de pontuações ditará a prioridade, sendo os que tiverem pontuação igual ou superior a 1012 os mais prioritários, seguidos dos que tiverem pontuação de 7-9 e os que tiverem pontuação igual ou inferior a 4-6 os de menor prioridade. Na presente análise, está a ser utilizada uma forma modificada da Ferramenta de Avaliação da Qualidade para Estudos Quantitativos, produzida pelo Effective Public Health Practice Project (EPHPP, 2009).

1.24 Considerações éticas

Só nos últimos 70 anos, após a Segunda Guerra Mundial, com a introdução do Código de Nuremberga e da Declaração de Helsínquia, é que a importância da ética aumentou no que diz respeito à investigação biomédica que envolve seres humanos (Greek et al., 2012, Williams, 2008). Quando se realizam estudos que envolvem seres humanos, as considerações éticas tornam-se primordiais e a investigação tem de ser efectuada de forma a proteger os cuidados e os interesses dos participantes (The British Psychological Society, 2010). A falta de procedimentos éticos correctos ou adequados numa investigação pode levar à perda de validade e de fiabilidade dos resultados do estudo (Parahoo, 2006).

Numa revisão sistemática, o valor da ética não pode ser subestimado, uma vez que dá aos investigadores uma compreensão da ética e que qualquer incapacidade de satisfazer as normas éticas levaria à inclusão de estudos insuficientes na revisão e a conflitos de interesses que podem surgir (Vergnes *et al.*, 2010).

Antes de se realizar uma investigação sobre questões de saúde, esta tem de ser verificada por um comité de ética para a investigação, para determinar se cumpre os princípios éticos e legais estabelecidos (Gerrish e Lacey, 2010). Uma vez que se trata de uma revisão sistemática que envolve estudos primários concluídos, não haverá envolvimento de seres humanos. No entanto, o Formulário de Aprovação Ética da Proposta de Investigação (RS1_RA1_IHR) foi preenchido e apresentado ao Comité de Ética da Universidade de Bedfordshire para avaliação. O Comité de Ética para a Investigação em Saúde do Instituto de Investigação em Saúde (IHREC) avaliou-o e aprovou-o. No entanto, uma vez que este estudo não envolveu quaisquer seres humanos, esta não foi uma preocupação válida.

Capítulo 4

1.25 Resultados

1.25.1 Introdução

Na presente revisão, após a pesquisa inicial ter sido efectuada utilizando termos de pesquisa pré-definidos e após uma análise aprofundada da sua elegibilidade para inclusão na presente revisão, foram encontrados 12 estudos que cumpriam os critérios de inclusão e exclusão. Os estudos seleccionados baseavam-se principalmente em hospitais e a maioria utilizava um desenho de estudo caso-controlo. No entanto, quatro dos estudos utilizaram um desenho de estudo transversal.

Todos os estudos seleccionados eram os que envolviam investigação primária e tinham sido escritos em inglês e publicados entre 1990 e 2015 numa revista revista revista por pares. Os estudos também consistiam num estudo sobre populações urbanas e rurais e num estudo específico sobre crianças e dois sobre mulheres grávidas, enquanto os restantes se baseavam principalmente na população adulta em geral. As várias áreas incluídas nestes estudos compreendiam os principais centros urbanos do Paquistão, como Islamabad, Rawalpindi, Lahore, Gujranwala, Peshawar, Karachi, Hafizabad, Muzaffarabad, abrangendo uma área geográfica do norte ao sul do país.

Apenas foram incluídos na revisão os estudos efectuados no Paquistão. Não foram impostas restrições quanto à idade, sexo, género, etnia, residência urbana ou rural e identidade cultural ou religiosa dos participantes nestes estudos.

4.2 Factores de risco da hepatite C

A Organização Mundial de Saúde (OMS) descreve o fator de risco como um atributo, uma caraterística ou uma exposição de qualquer indivíduo que leva a um aumento da probabilidade de essa pessoa sofrer de uma doença ou lesão (OMS 2015).

4.3 Factores de risco médico

O fator de risco mais comum e importante encontrado na maioria dos estudos foi o das injecções terapêuticas. Por exemplo, Bari *et al.*, 2001, concluíram que os casos de hepatite C tinham até 9 vezes mais probabilidades de receber injecções do que os doentes normais (IC 95%). Luby *et al.*, 1997, no seu estudo de caso-controlo, afirmaram que os doentes que receberam > 10 injecções nos 10 anos anteriores tinham um risco acrescido de contrair a infeção pelo VHC, com um Odds Ratio de 6,9. Um estudo centrado principalmente em crianças identificou a injeção terapêutica como o maior fator de risco para a infeção pelo VHC neste grupo (Jafri *et al.*, 2006).

Além disso, as cirurgias maiores e menores, as cirurgias dentárias, a contaminação através de transfusões de sangue ou de produtos sanguíneos e os antecedentes familiares de hepatite C foram identificados como factores de risco para a propagação da hepatite C em diferentes regiões do Paquistão. Estes factores de risco fazem parte dos principais factores de risco de propagação já identificados em estudos anteriores realizados na última década e continuam a persistir principalmente devido à negligência dos profissionais de saúde ou dos profissionais de saúde que não se comprometem com as condições mais higiénicas ou com as precauções de segurança. A associação mais forte entre um fator de risco e a infeção por hepatite C foi também observada em doentes com antecedentes de procedimentos endoscópicos, com um Odds Ratio de 4,85 (Ghias *et al.* 2012)

O quadro 4.3 abaixo mostra os factores de risco médico

Factores de risco	Regiões / Cidade	Autor(es)
Injeção terapêutica	Rawalpindi, Islamabad, Karachi, Hafizabad, Gujranwala, Lahore, Muzaffarabad, N.W.F.P (K.P.K), Sindh, Punjab, Baluchistan	Bari *et al.*, 2001 Jafri *et al.*, 2006 Luby *et al.*, 1997 Idrees & Riazuddin, 2008 Khan *et al.*, 2000 Pasha *et al.*, 1999 Rathore *et al.*, 2012
		Ghias & Pervaiz, 2009 Ghias *et al.*, 2012 Ghias *et al.*, 2010 Rathore *et al.*, 2012
Cirurgias maiores e menores	Punjab, Sindh, Baluchistão, N.W.F.P (K.P.K), Gujranwala, Lahore, Muzaffarabad	Idrees & Riazuddin, 2008 Ghias & Pervaiz, 2009 Ghias *et al.*, 2012 Ghias *et al.*, 2010 Rathore *et al.*, 2012
Transfusão de sangue	Punjab, Sindh, Baluchistão, N.W.F.P (K.P.K), Gujranwala, Lahore, Muzaffarabad	Idrees & Riazuddin, 2008 Ghias & Pervaiz, 2009 Ghias *et al.*, 2012 Ghias *et al.*, 2010 Rathore *et al.*, 2012
Procedimentos dentários (Cirurgia)	Punjab, Sindh, Baluchistão, N.W.F.P (K.P.K), Gujranwala, Lahore, Muzaffarabad	Idrees & Riazuddin, 2008 Ghias *et al.*, 2012 Ghias *et al.*, 2010 Rathore *et al.*, 2012
História familiar de hepatite	Lahore	Ghias & Pervaiz, 2009 Ghias *et al.*, 2010

História de iterícia do doente	Gujranwala, Lahore	Ghias *et al.*, 2012 Ghias *et al.*, 2010
Hospitalização	Gujranwala, Lahore	Ghias & Pervaiz, 2009 Ghias *et al.*, 2012 Ghias *et al.*, 2010
História familiar de iterícia	Gujranwala	Ghias *et al.*, 2012
Endoscopia	Gujranwala	Ghias *et al.*, 2012

4.4 Comportamento e atitude

O estudo de caso-controlo realizado por Bari *et al., 2001,* confirmou que a adoção de determinados comportamentos e atitudes, como a barba diária, pela população local, seja ela urbana ou rural, desencadeia vários riscos associados a esses comportamentos. Barbeiro é a palavra latina *Barba*, que significa barba. Um barbeiro é uma pessoa cuja principal atividade consiste em cortar, aparar ou rapar qualquer tipo de pelo, geralmente no rosto e na cabeça. Considera-se que a barba feita por um barbeiro é um fator de risco fundamental nos doentes das zonas rurais e que aumenta o risco de doença até 7,16 vezes nos doentes que visitam os barbeiros para se barbearem diariamente (Ghias *et al.*, 2010). É prática comum os homens irem à barbearia para várias necessidades diárias, incluindo cortar o cabelo, barbear o rosto, a barba e também as axilas.

A circuncisão, que é uma obrigação religiosa e cultural após o nascimento de um recém-nascido, é também realizada por barbeiros locais sem quaisquer condições de higiene ou precauções de segurança, contribuindo assim para o vírus da hepatite C. Os barbeiros estão também a realizar pequenas cirurgias, como a incisão e a drenagem de abcessos nas zonas rurais, que devem geralmente ser efectuadas num ambiente assético e limpo, de preferência num hospital, por profissionais como os médicos. A colocação de piercings no nariz e nas orelhas foi considerada um fator de risco importante para a hepatite C nas mulheres, o que, mais uma vez, expôs o indivíduo a instrumentos não esterilizados e em condições pouco higiénicas.

Khan *et al.*, 2000, no seu estudo transversal, revelaram que as mulheres tinham duas vezes mais probabilidades de receber injecções do que os homens. Além disso, a preferência dos doentes por injecções terapêuticas em vez de medicação oral e a tatuagem foram também consideradas factores de risco comportamental da hepatite C em diferentes regiões do Paquistão. Muitas pessoas no Paquistão pensam que os medicamentos injectáveis proporcionam um alívio mais rápido e mais prolongado do que os medicamentos orais. Esta atitude é reforçada, em parte, pelos charlatães ou paramédicos mal formados que promovem estes comportamentos para seu próprio benefício financeiro.

Ghias & Pervaiz, 2009, num estudo de caso-controlo baseado num hospital, confirmaram a associação positiva da tatuagem com a hepatite C e que as pessoas com antecedentes de tatuagem eram 28 vezes mais propensas a desenvolver hepatite C. O rácio de probabilidades foi significativamente elevado como fator de risco nesse estudo, com um rácio de probabilidades de 27,484 e (95% CI).

A Tabela 4.4 mostra todos os comportamentos e atitudes adoptados pelas pessoas, que as levaram a contrair hepatite C.

Factores de risco	Regiões / Cidades	Autor(es)
Barbear (barbeiro)	Rawalpindi, Islamabad, Lahore, Muzaffarabad	Bari *et al.*, 2001 Ghias *et al.*, 2010 Rathore *et al.*, 2012
Depilação das axilas (barbeiro)	Rawalpindi, Islamabad	Bari *et al.*, 2001
Piercing no nariz e nas orelhas	Punjab, Sindh, Baluchistão, N.W.F.P (K.P.K), Gujranwala, Lahore, Muzaffarabad	Idrees & Riazuddin, 2008 Ghias *et al.*, 2010 Ghias *et al.*, 2012 Rathore *et al.*, 2012
Preferência por terapêutica Injeção sobre Medicamento oral	Rawalpindi, Islamabad, Karachi	Bari *et al.*, 2001 Khan *et al.*, 2000
Tatuagem	Gujranwala, Lahore, Muzaffarabad	Ghias & Pervaiz, 2009 Ghias *et al.*, 2012 Ghias *et al.*, 2010 Rathore *et al.* 2012
Circuncisão	Punjab, Sindh, Baluchistão, N.W.F.P (K.P.K), Lahore	Idrees & Riazuddin, 2008 Ghias *et al.*, 2010

4.5 Mulheres grávidas e hepatite C

As mulheres, em geral, tendem a recorrer mais aos cuidados de saúde do que os homens, em parte devido aos cuidados pré-natais e ao subsequente nascimento dos filhos, o que pode resultar em hospitalizações, intervenções cirúrgicas (ginecológicas e obstétricas), transfusões de sangue e injecções médicas inseguras, que predispõem estas mulheres ao risco de exposição iatrogénica ao VHC.

Estudos identificaram alguns factores de risco importantes da hepatite C relacionados com mulheres grávidas em diferentes regiões do Paquistão, incluindo um estudo transversal e um estudo de caso-controlo baseados nos riscos de contrair hepatite C na população feminina grávida. Khan *et al.*, 2008, descobriram que as mulheres com pelo menos 5 gestações no passado estavam significativamente associadas à aquisição da infeção pelo vírus da hepatite C.

Do mesmo modo, Ishaq *et al.*, 2011, no seu estudo, indicaram a frequência da hepatite C em primigestas (18,1%), multigestas (48,4%) e grandes multigestas (33,3%), respetivamente. Isto significa que quanto mais uma grávida estiver exposta ao ambiente hospitalar e for hospitalizada para vários procedimentos, maior é o risco de se expor ao vírus da hepatite C. Além disso, os abortos, o parto, a dilatação e curetagem, a transfusão de sangue, as injecções e a hospitalização foram considerados outros factores de risco da hepatite C entre as mulheres grávidas no Paquistão.

O quadro 4.5 mostra os principais factores de risco enfrentados pelas mulheres grávidas.

Factores de risco	Regiões / Cidades (População)	Autor(es) Ano de Publicação
Número de gravidezes (gestação)	Carachi	Khan *et al.*, 2008
Aborto	Peshawar	Ishaq *et al.*, 2011
Hospitalização	Carachi	Khan *et al.*, 2008
Contacto do agregado familiar com Paciente com iterícia ou hepatite	Carachi	Khan *et al.*, 2008
Dilatação e curetagem	Peshawar	Ishaq *et al.*, 2011
Transfusão de sangue	Peshawar	Ishaq *et al.*, 2011
Extração dentária	Peshawar	Ishaq *et al.*, 2011

Intervenção cirúrgica (Ginecologia/Obstetrícia)	Muzaffarabad	Rahtore *et al.*, 2012
Historial dos anteriores Entrega	Peshawar	Ishaq *et al.*, 2011
Injecções	Carachi, Peshawar	Khan *et al.*, 2008 Ishaq *et al.*, 2011
História de iterícia	Peshawar	Ishaq *et al.*, 2011

4.6 Factores de risco socioeconómicos

Um estudo transversal realizado por Ghias *et al.*, 2010, concluiu que nas comunidades rurais a maioria das pessoas tende a preferir viver num sistema familiar conjunto. Este facto pode ser atribuído, em parte, aos baixos níveis de rendimento, que podem impedir a pessoa de ocupar um alojamento separado. Num outro estudo de caso-controlo realizado por Ghias *et al.*, 2012, em Gujranwala, verificou-se um Odds Ratio de 4,34 para as pessoas que vivem num sistema familiar conjunto. Esta preferência, contudo, pode aumentar o risco de propagação da hepatite C no seio da família. De acordo com Ghias *et al.*, 2010, os baixos rendimentos do agregado familiar foram considerados fortemente associados à infeção.

Os resultados também sugerem que as pessoas que já se casaram têm 13 vezes mais probabilidades de serem infectadas com hepatite C do que os doentes que nunca se casaram.

O quadro 4.6 apresenta os principais factores de risco socioeconómicos da hepatite C.

Factores de risco	Regiões / Cidades	Autor(es)
Rendimento familiar baixo	Gujranwala	Ghias *et al.*, 2012
Família conjunta	Gujranwala, Lahore	Ghias *et al.*, 2010 Ghias *et al.*, 2012
Já casou	Gujranwala, Lahore	Ghias *et al.*, 2012 Ghias *et al.*, 2010

4.7 A falta de educação como fator de risco

A educação de qualquer nível durante a vida de um indivíduo aumenta o conhecimento e a consciência de tudo o que nós, como seres humanos, enfrentamos durante a nossa rotina diária. O Paquistão em geral sofre de uma baixa taxa de literacia e esta é especialmente baixa entre as mulheres, mais do que entre os homens. Uma mãe analfabeta significa que há menos consciência e conhecimento de uma doença infecciosa como a hepatite C. Isto traduz-se numa incapacidade dos pais de transmitirem aos seus filhos ou a outros membros da família a melhor forma de se protegerem ou de tomarem medidas de segurança para a prevenção da doença. Assim, o risco de contrair o VHC aumenta 2,81 vezes num estudo (Ghias *et al.* 2010).

A Tabela 4.7 apresenta a escolaridade do doente e o analfabetismo da mãe como factores de risco que contribuem para o VHC.

Factores de risco	Regiões / Cidades	Autor(es)
Educação do doente	Gujranwala	Ghias *et al.*, 2012
Mãe analfabeta	Gujranwala, Lahore	Ghias *et al.*, 2012 Ghias *et al.*, 2010

4.8 Factores de risco ambientais

O Paquistão é um país em desenvolvimento, o que, juntamente com a falta de policiamento adequado nas principais auto-estradas que não são mantidas, resulta em acidentes de viação diariamente. A maioria destes acidentes de viação resulta em muitas mortes e feridos. A falta de assistência médica imediata e de centros locais de trauma significa que os feridos têm de ser transportados a longas distâncias para centros especializados onde podem ser tratados dos seus ferimentos que põem a vida em perigo. Os feridos têm de ser internados em hospitais e muitos deles têm de ser submetidos a operações cirúrgicas

Factores de risco	Regiões / Cidades	Autor(es)
Acidente de viação	Gujranwala, Lahore	Ghias *et al.*, 2012 Ghias *et al.*, 2010

e transfusões de sangue para salvar as suas vidas. O estudo de Ghias *et al.*, 2010, revelou que os acidentes rodoviários são um fator de risco recentemente descoberto nas zonas urbanas. Assim, este fator de risco ambiental assume-se como uma causa secundária através da qual os doentes correm o risco de contrair o vírus da hepatite C.

O quadro 4.8 mostra o acidente de viação como um fator de risco ambiental que pode levar ao desenvolvimento da hepatite C.

4.9 Factores de proteção

Os factores de proteção são circunstâncias ou factores específicos (competências, pontos fortes, recursos, apoios ou estratégias de enfrentamento) em indivíduos, famílias, comunidades ou na sociedade em geral que podem ajudar as pessoas a lidar de forma eficaz quando confrontadas com eventos stressantes e a capacidade de diminuir ou eliminar riscos nas famílias e nas comunidades em geral (Wikipedia, 2015).

Ghias *et al.*, 2012, num estudo de controlo de casos baseado num hospital, sugeriram a realização de uma auditoria aos procedimentos de controlo de infecções em todos os contextos clínicos ou hospitalares em que haja contacto entre sangue e sangue e que só sejam autorizados a continuar a funcionar os locais que tenham estabelecido ou implementado procedimentos de segurança normalizados. Também apelaram à esterilização adequada do equipamento médico utilizado em procedimentos endoscópicos e dentários para prevenir a infeção.

No Paquistão, a maior parte da infeção pelo VHC é predominantemente do genótipo 3a (Waheed *et al.*, 2009). Um estudo realizado para avaliar o impacto dos genótipos rs12979860 na resposta ao tratamento em doentes infectados com o genótipo 3a do VHC, o primeiro deste tipo a ser realizado no Paquistão, revelou que o genótipo CC proporciona proteção contra a aquisição da infeção pelo VHC (Hashmi *et al.*, 2014).

Em resumo, os factores de risco e de proteção gerados pela secção de resultados da presente análise representam um vasto segmento da sociedade, incluindo os de vários grupos etários e de género. Os resultados indicam que as injecções terapêuticas são os principais factores de risco para cada um destes grupos na maioria das circunstâncias. A descoberta do genótipo CC e o seu impacto positivo na proteção é encorajadora como fator de proteção.

Capítulo 5

5.1 Discussão

Neste capítulo, será feita uma avaliação da forma como os resultados actuais se enquadram nos resultados anteriores e como são semelhantes e diferentes de outros resultados em todo o mundo. Após este estudo, como é que este será benéfico para o Paquistão e para o mundo em geral e que novidades foram descobertas, como é que isso será benéfico. Avaliaremos de forma crítica o estudo e a metodologia, analisando as limitações e os pontos fortes e fracos do nosso estudo e a forma como poderíamos ter melhorado o estudo. Tendo em conta a secção de resultados, apresentaremos um esboço de política para controlar melhor a prevalência do VHC.

Este foi o primeiro estudo deste tipo a incluir todos os factores de risco prevalecentes no Paquistão e também foi capaz de introduzir factores de proteção juntamente com os factores de risco. Esta revisão foi realizada com a intenção de identificar factores de risco e de proteção em indivíduos que sofrem de infeção pelo VHC no Paquistão. As injecções terapêuticas destacaram-se como os factores de risco mais importantes, especialmente naqueles que as tinham recebido nos últimos 10 anos, independentemente do tipo de contexto de cuidados de saúde. Este facto foi confirmado pelos resultados de outros estudos realizados noutros locais do mundo em desenvolvimento, que registaram a transmissão de doenças infecciosas, incluindo o VHC, através de práticas de injeção não seguras (Shepard et al., 2005).

A Organização Mundial de Saúde (OMS) estima que são administradas cerca de 12 mil milhões de injecções por ano a nível mundial (Hutin & Chen, 1999). A infeção pelo VHC é altamente endémica no Paquistão e a transmissão contínua está associada a injecções não seguras. Com uma média anual de 13 injecções por pessoa, considera-se que esta é a taxa mais elevada documentada de utilização de injecções em todo o mundo. Recentemente, foi referido que existe uma associação entre o número de injecções utilizadas nos 6 meses anteriores ao diagnóstico de infeção com hepatite viral (Averhoff *et al.,* 2012).

As injecções estão a ser utilizadas para administrar medicamentos que, em alternativa, podem ser administrados na sua forma oral. Isto deve-se, em parte, à crença de que os medicamentos injectados têm melhor eficácia ou à observação da terapia em primeira mão (OMS, 1999; OMS, 2011). Os doentes também são mais exigentes em relação às injecções, pois tendem a associar a dor da injeção ao efeito curativo do medicamento, uma vez que este entra diretamente no corpo e representa uma tecnologia avançada em comparação com a ingestão oral do mesmo medicamento (Reeler, 1990).

Embora os investigadores tenham salientado que os prescritores e os doentes são a principal razão para a utilização excessiva de injecções. No entanto, não se deram ao trabalho de explicar que a razão da popularidade das injecções se baseia, em parte, na publicidade do programa de tratamento da tuberculose, em que muitos dos governos dos países em desenvolvimento encorajaram a utilização de injecções de estreptomicina como a cura mágica. Além disso, a promoção agressiva da injeção utilizada nos programas de vacinação incentivou a atitude do público em geral no sentido de aceitar as injecções como a principal etapa de qualquer tratamento.

A infeção através do fornecimento de sangue é um perigo importante em todos os países, mas especialmente naqueles em que as restrições económicas levam a ignorar os protocolos de segurança (Wake & Cutting, 1998). A transfusão de sangue continua a ser um fator de risco e uma fonte de transmissão da infeção pelo VHC no Paquistão. As lesões traumáticas na sequência de acidentes de viação e as complicações obstétricas que levam à realização de cesarianas em mulheres dão origem a transfusões de sangue. No Paquistão, são efectuadas anualmente 1,5 milhões de transfusões (OMS, 2015). Num estudo realizado em Karachi, verificou-se que 50% dos bancos de sangue utilizavam regularmente dadores de sangue pagos e apenas 25% dos bancos de sangue tomavam a iniciativa de recrutar dadores de sangue voluntários (Luby *et al.*, 2000).

De acordo com a OMS, os países onde os dadores são pagos para doar sangue ou foram coagidos a doar podem sofrer um risco elevado de transmissão do VHC (OMS, 2015).

Em contrapartida, os países desenvolvidos conseguiram minimizar a propagação da infeção pelo VHC através da transfusão de sangue, ao ponto de esta já não ser considerada um fator de risco principal nesses países. As transfusões de sangue nos Estados Unidos eram responsáveis por uma grande quantidade de infecções por HCV no final dos anos 80 (CDC, 2008). Na década de 1990, a infeção pelo VHC causada por transfusões de sangue tornou-se inexistente, o risco cresceu a um nível tão baixo que os condados sentinela do Centro de Controlo de Doenças (CDC), através do seu sistema de vigilância, não foram capazes de detetar quaisquer novos casos (CDC, 2008).

Estudos de vigilância na Europa e nos Estados Unidos verificaram uma redução do risco de transmissão do VHC através dos produtos sanguíneos nas últimas três décadas. As medidas implementadas para reduzir o risco de contaminação bacteriana tendem a centrar-se principalmente em diferentes etapas da cadeia de transfusão e incluem a elegibilidade do dador, o manuseamento e armazenamento optimizados do produto sanguíneo, a preparação da pele antes da transfusão e a remoção da colheita inicial de sangue total (Bihl *et al.*, 2007).

Wylie, Shah e Jolly (2006) observaram que a probabilidade de ser exposto a agentes patogénicos transmitidos pelo sangue era um processo multifatorial, principalmente dependente dos comportamentos de risco que um indivíduo pratica, com a probabilidade de um indivíduo suscetível acabar por ser exposto a esse indivíduo infetado, elevando ou diminuindo assim os riscos relacionados com um comportamento de risco específico. O indivíduo infetado pode também entrar em contacto com outros através de redes pessoais (Wylie et al., 2006). A velocidade de propagação do agente patogénico ou do vírus através destas redes pode ser proporcional à estrutura e à dimensão de uma rede pessoal ou social (Treolar *et al.*, 2011)

O que precede é válido para a identificação dos factores de risco comportamentais referidos nesta análise, como a depilação da cara e da axila por barbeiros locais, a colocação de piercings nas orelhas ou no nariz, as tatuagens e a circuncisão.

O barbear diário do rosto por barbeiros foi identificado como um fator de risco nesta revisão e corroborou achados semelhantes de outros estudos. Em várias regiões de África e do Sul da Ásia, fazer a barba numa loja local ou num barbeiro à beira da estrada é uma prática cultural generalizada entre os homens da comunidade. Considera-se que é uma via subestimada e em grande parte não abordada para a transmissão de vírus transmitidos pelo sangue.

Os salões de beira de estrada ou os salões de barbearia têm uma prevalência de 34 a 49% em certos países como a Etiópia e o Bangladesh. Os barbeiros dos países em desenvolvimento não têm conhecimento prévio da transmissão da infeção através de lâminas de barbear e tesouras, que são reutilizadas repetidamente em diferentes clientes sem o processo de esterilização. Em África, o barbear dos barbeiros representa uma das muitas práticas não sexuais que resultam na exposição de indivíduos ao sangue e a vírus transmitidos pelo sangue através da utilização de instrumentos partilhados, incluindo rituais como a circuncisão em grupo e a tatuagem genital (Khaliq e Smego, 2005).

Foi teorizado que várias características sociodemográficas e de estilo de vida, como o rendimento, o nível de escolaridade e o estado civil, estão diretamente relacionadas com a infeção pelo VHC e que alguns destes factores são responsáveis por resultados graves da infeção pela hepatite C. A revisão destacou a associação da pobreza e da falta de educação, especialmente da mãe, como factores de risco que contribuem para a aquisição da infeção pelo VHC. Numa dada comunidade, a exposição ao VHC varia consoante as diferentes classes sociais. Um estudo efectuado nos Estados Unidos em 40 000 indivíduos indicou uma elevada exposição ao VHC entre os que viviam abaixo do limiar de pobreza e os que tinham menos instrução (Awofeso, 2001).

A perceção de uma pessoa relativamente a qualquer doença e o seu esforço para procurar uma boa saúde determinam o nível de saúde que esse indivíduo desfrutará ao longo da sua vida (Currie, 2012). Além disso, quem tem recursos ou riqueza terá acesso a mais informação e acesso relacionados com a saúde, o que resultará na sustentabilidade de uma boa saúde ao longo da vida. Este cenário cria um grande fosso com diferenças de saúde entre ricos e pobres em qualquer sociedade e a consequente desigualdade (Currie, 2012). Isto traduz-se ainda no acesso aos cuidados de saúde e na qualidade dos serviços ou cuidados que se recebem.

As mulheres multigestas que tiveram de ser repetidamente admitidas no ambiente hospitalar representaram outro fator de risco nesta revisão. Sabe-se que a maior prevalência de infeção pelo VHC ocorre nas pessoas em idade reprodutiva (Wasely e Alter, 2000). A idade é um fator de risco bem conhecido para a infeção pelo VHC e a seropositividade aumenta até aos 40 anos de idade, seguindo-se um declínio.

Isto explica, de certa forma, a razão pela qual as mulheres correm um maior risco de exposição a estes factores de risco, juntamente com o facto de, no Paquistão, as taxas de cesariana serem elevadas e de estas mulheres sofrerem o dobro da perda de sangue em comparação com as que têm um parto vaginal normal. Isto leva a que sejam submetidas a transfusões e, dado o deficiente controlo das infecções nos hospitais, coloca-as em risco de infeção pelo VHC. A Índia observou que a prevalência de anticorpos anti-HCV entre as mulheres multíparas era superior à das nulíparas (Kumar *et al.,* 2007).

O genótipo mais comum do VHC no Paquistão é o tipo 3a. Este facto é semelhante ao registado noutros países do sul da Ásia, como o Nepal e a Índia, onde o genótipo predominante é o tipo 3 (Tokita *et al.,* 1994; Narahari *et al.,* 2009). Isto contrasta com o Japão, a Tailândia, o Vietname, os EUA e a Europa Ocidental, onde o genótipo 1 tende a ser o genótipo mais comum do VHC (Zein, 2000).

O significado da genotipagem não pode ser subestimado e tem implicações terapêuticas, especialmente quando é necessário tomar uma decisão em termos de seleção do tratamento antiviral mais adequado (Poynard, Marcellin *et al.,* 1998). O fator de risco mais provável associado à transmissão da infeção pelo genótipo 3a no Paquistão é através de agulhas e seringas. Esta informação é muito útil para localizar a origem da infeção pelo VHC ou de epidemias, dada a agregação geográfica de genótipos distintos do VHC (Zein, 2000).

Nesta revisão, os acidentes de viação surgiram como um fator de risco ambiental indiretamente associado à transmissão da infeção pelo VHC. Uma pessoa envolvida num acidente de viação devido a lesões traumáticas ou potencialmente fatais necessitaria geralmente de internamento hospitalar, onde estaria sujeita a transfusões de sangue e injecções terapêuticas, aumentando assim o risco de infeção pelo VHC. Os acidentes rodoviários figuram entre as dez principais causas de anos de vida ajustados por incapacidade (DALY) (Murray *et al.,* 1997).

No entanto, as lesões relacionadas com acidentes rodoviários no mundo desenvolvido não estão relacionadas com a transmissão indireta da infeção pelo VHC devido ao controlo adequado da infeção desde o local do acidente pelos socorristas até o doente chegar ao hospital ou ser internado. As lesões e a hemorragia na sequência de acidentes rodoviários também foram identificadas como um fator de risco para a hepatite C em países como a China, a Índia, o Egipto, o Japão e a Coreia (Sievert *et al.*, 2011)

O acima exposto ganha ainda mais importância quando visto no contexto do fator de proteção gerado por esta revisão. Verificou-se que o genótipo CC do rs12979860 confere proteção contra a infeção pelo VHC em doentes infectados pelo VHC-3a. Infelizmente, este foi um dos estudos do género realizado no Paquistão que contribuiu para a identificação dos factores de proteção que nos propusemos encontrar nesta revisão. Outro estudo foi generoso ao mencionar e defender alguns factores de proteção que devem ser empreendidos para proteger a população da exposição, principalmente durante a sua permanência nos hospitais.

A esterilização do equipamento utilizado em procedimentos médicos como a endoscopia ou na prática dentária, juntamente com seringas e equipamento de transfusão de sangue, é essencial para impedir a propagação de infecções de doente para doente. No entanto, este aspeto não é novo e já deveria estar a ser praticado, devendo ser implementada uma política adequada e seguidas rigorosamente as orientações. Um estudo realizado em Espanha revelou que um cirurgião cardíaco que tinha sido exposto ao VHC foi a causa da transmissão do vírus aos doentes durante uma cirurgia de coração aberto. Pensa-se que ele transmitiu o vírus após ter sofrido uma lesão percutânea durante o encerramento do esterno com arame (Esteban *et al.*, 1996).

A hipótese de investigação foi apoiada pelos resultados, uma vez que a revisão foi globalmente capaz de combinar todos os factores de risco conhecidos de várias partes do Paquistão, incluindo as quatro províncias e as principais cidades. O estudo destacou os factores de risco importantes e a população mais exposta a esses factores. Foi feito um esforço para distinguir entre os factores de risco que afectam o Paquistão e como são semelhantes e diferentes dos de outros países. A genotipagem do VHC permitiu mostrar como os vários tipos de infecções pelo VHC variam de região para região e como o genótipo CC pode ser útil como fator de proteção no Paquistão.

A caraterística mais contrastante deste estudo é o facto de o VHC se ter tornado uma doença dos pobres dos países em desenvolvimento e de a pobreza ser, por si só, um fator de risco. Isto acontece em comparação com os países desenvolvidos, onde o VHC tem sido controlado, não expondo as suas populações, e a prevalência é baixa. O estudo sublinhou ainda que a infeção pelo VHC está também a afetar a população mais jovem e numa idade precoce. As crianças correm o risco de serem expostas ao VHC através de injecções terapêuticas, o que demonstra a necessidade de reformular a estrutura dos cuidados de saúde para evitar a propagação da infeção. O estudo conseguiu identificar alguns factores de proteção contra a infeção pelo VHC, tendo em conta os estudos muito limitados realizados sobre este assunto. Trata-se de um motivo de preocupação, uma vez que o VHC é prevalecente no Paquistão e, para além da identificação dos factores de risco, é necessário identificar ativamente os factores de proteção, a fim de evitar uma maior propagação desta doença.

5.2 Recomendações políticas

De acordo com um inquérito realizado pelo Ministério da Saúde do Paquistão, que concluiu que mais de 72% das injecções terapêuticas e 50% das injecções de imunização administradas em estabelecimentos de saúde públicos não são seguras e são potencialmente perigosas (Ministério da Saúde, 2002).

Nos países desenvolvidos, os riscos associados a injecções inseguras resultaram na implementação de práticas de controlo de infecções, pelo que as injecções descartáveis se tornaram uma norma na década de 1970. Esta consciencialização e a eliminação adequada dos resíduos nos países desenvolvidos alteraram radicalmente o cenário, com a infeção associada à injeção a ocorrer exclusivamente em profissionais de saúde ou em pessoas que injectam drogas. Em contrapartida, a introdução de injecções descartáveis nos países em desenvolvimento sem formação adequada, fornecimentos e gestão de resíduos resultou na reutilização desse equipamento sem esterilização e na eliminação inadequada de material cortante, contribuindo para um risco ambiental (Hutin & Chen, 1999).

Dado que a maioria das infecções por HCV no Paquistão está associada a injecções, é necessário tomar iniciativas como a SIGN (Safe injection Global Network) da OMS. Esta iniciativa global foi concebida para ajudar os países a concretizar uma estratégia de três fases que inclui a mudança de comportamento tanto do recetor como do pessoal de cuidados de saúde para diminuir a utilização repetida de injecções, assegurar a disponibilidade adequada de seringas e agulhas esterilizadas e a eliminação adequada de resíduos cortantes após a utilização (OMS, 2011). Também é necessário garantir que as seringas auto-desativadas estão a ser utilizadas em todos os estabelecimentos de saúde no Paquistão, tal como recomendado pela OMS. Devem também ser realizadas intervenções a nível da sociedade, dos profissionais de saúde e dos doentes, com o objetivo a longo prazo de evitar injecções desnecessárias.

No Paquistão, a transfusão de sangue continua a ser uma das principais vias de transmissão da infeção pelo VHC. As principais razões para esta situação incluem a falta de recursos dedicados, infra-estruturas deficientes, falta de equipamento adequado, falta de pessoal devidamente formado, falhas de energia repetidas, incapacidade de rastrear os dadores de sangue para a infeção pelo VHC e falta de uma implementação de políticas específicas ou orientadas (Raja e Janjua, 2008).

O governo do Paquistão tomou nota desta situação e está a colaborar ativamente com a Organização Mundial de Saúde. A OMS está a apoiar o governo do Paquistão no reforço dos programas de transfusão de sangue, tanto a nível nacional como provincial, com especial atenção para o reforço do sistema de rastreio do sangue. A OMS está também a prestar aconselhamento técnico e a formular políticas nacionais, normalização, bem como a reforçar as capacidades e a formar o pessoal de saúde sobre a utilização adequada de produtos sanguíneos (OMS, 2015).

A estrutura e as políticas estabelecidas por esta colaboração entre o Governo e a OMS devem ser implementadas e devem ser dedicados mais recursos a estes programas, especialmente para garantir o fornecimento de sangue seguro através da utilização de dadores de sangue regulares e voluntários que não são remunerados. Isto resultará em autossuficiência e conduzirá ao objetivo global de minimizar a infeção através de produtos de transfusão de sangue.

Sabe-se hoje que os factores de risco da infeção pelo VHC são influenciados pela classe social e, sobretudo, pela pobreza. Como parte da "prevenção primária", o controlo da infeção pelo VHC deve ser orientado pelas realidades económicas e educativas da população a intervir. O investimento a longo prazo na educação e na criação de emprego beneficiaria a população-alvo, uma vez que esta procuraria melhorar não só as suas vidas a nível económico, mas também torná-la mais informada para procurar ter acesso a melhores serviços de saúde de acordo com as suas necessidades.

Além disso, deve ser feito um esforço para melhorar os conhecimentos e as práticas das pessoas pobres que vivem nas zonas rurais. Isto pode ser conseguido recorrendo a meios que já são acessíveis a estas zonas rurais e, no processo, apoiando-as para que iniciem métodos que considerem eficazes e que sejam avaliados regularmente para verificar se os resultados melhoram. Isto dará origem a um espaço na comunidade onde uma discussão aberta sobre a infeção pelo VHC resultará numa educação sobre a doença relacionada com a saúde e conduzirá a uma sociedade mais forte e saudável. Isto permitirá a criação de canais de vigilância e comunicação nestas comunidades e servirá para reduzir a morbilidade e a mortalidade através da deteção precoce e do tratamento da doença. Assim, a longo prazo, também será benéfico reduzir o estigma e a discriminação associados ao VHC e resultar na resolução de uma doença que se tornou endémica.

Os acidentes rodoviários foram identificados como um risco de transmissão da infeção pelo VHC.

A maioria dos acidentes resulta de um tráfego desregulado, sem um policiamento adequado das auto-estradas, bem como da falta de reparação das principais auto-estradas, da má manutenção dos veículos e do excesso de carga dos passageiros. O governo deve assegurar o controlo de todo o tráfego nas auto-estradas através da polícia das auto-estradas, que já existe no Paquistão. Deve também garantir que os primeiros socorros médicos no local do acidente tomem precauções adicionais e mantenham o controlo das infecções enquanto prestam os primeiros socorros e que, quando estes doentes chegam ao hospital, sejam mantidos controlos adequados da esterilidade e das infecções, de modo a não pôr os doentes em risco de infeção pelo VHC. Já foi descrito anteriormente que a transfusão de sangue constitui um risco de transmissão do VHC no Paquistão, sendo que a maior parte destas transfusões tem lugar em meio hospitalar. De acordo com um estudo, as práticas de transfusão de sangue no Paquistão estão longe de ser satisfatórias, com práticas de transfusão questionáveis e qualidade dos estabelecimentos de transfusão de sangue, que são maioritariamente hospitalares (Cheraghali, 2011).

Recomenda-se a determinação do genótipo do VHC antes do início da terapêutica com interferão, uma vez que a gravidade, a duração da terapêutica e a eliminação do vírus do organismo dependem do tipo de VHC. No entanto, no Paquistão, não é dada importância à genotipagem, o que leva a um plano de tratamento generalizado que não consegue erradicar o vírus. Isto resulta num aumento dos casos de pessoas que não respondem à terapia com interferão e que têm de se submeter a outra fase de tratamento especializado, o que leva a um aumento do peso da doença e dos custos que o doente tem de suportar (Nasim *et al.,* 2015).

Atualmente, no Paquistão, há uma grande escassez de estudos que relatem os factores de proteção contra o vírus da hepatite C. É necessário continuar a investigação para incorporar os factores de proteção que ajudarão na prevenção da infeção pelo VHC e impedirão a sua propagação.

5.3 Limitações do estudo

Esta revisão também tem potenciais limitações: os resultados gerados a partir da frequência de injecções terapêuticas recebidas por um indivíduo no passado podem resultar em viés de memória, o que representa uma caraterística dos estudos de caso-controlo. (Schlesselman e Stolley, 1982).

Além disso, alguns dos estudos seleccionados foram realizados em hospitais ou clínicas e em muito pequena escala e, como tal, não podem ser generalizados para todo o Paquistão. Pelo menos quatro dos estudos incluídos na revisão eram estudos transversais e, como tal, revelaram incapacidade de estabelecer uma associação temporal entre exposições e resultados. Isto deve-se, em geral, ao facto de os estudos transversais medirem os resultados e os factores de risco ao mesmo tempo. Assim, isto resulta na incapacidade de determinar se as exposições estavam a acompanhar os resultados, como se verifica nos estudos de caso-controlo ou de coorte (Carlson e Morrison, 2009; Mann, 2003).

Devido ao facto de se tratar de uma dissertação académica, não foi possível ao autor recorrer a outro revisor durante as diferentes fases de seleção do estudo, extração de dados e avaliação da qualidade, o que, inadvertidamente, colocou esta revisão em risco de ser sujeita a viés de seleção. Como o estudo se limitou a estudos escritos apenas em língua inglesa, um número significativo de estudos importantes relacionados com esta revisão foi excluído durante a fase de seleção.

5.4 Pontos fortes do estudo

Um dos principais pontos fortes desta revisão foi o facto de ter sido capaz de combinar todos os factores de risco e de proteção identificáveis relativos ao Paquistão numa única revisão sistemática. A revisão foi capaz de identificar o genótipo CC do VHC como um fator de proteção em doentes infectados com o genótipo 3a do VHC. A revisão conseguiu seguir a investigação estruturada bem definida, estabelecida por critérios de inclusão e exclusão, juntamente com pesquisas pormenorizadas em várias bases de dados. Além disso, não foi incluída nesta revisão qualquer literatura cinzenta, de modo a garantir a fiabilidade dos resultados (Hopewell *et al.*, 2008).

5.5 Difusão de ideias

Uma investigação só é útil e bem sucedida quando consegue atingir os públicos-alvo desejados. A presente revisão tentará acrescentar informações importantes ao conjunto de conhecimentos existentes e espera-se que seja importante tanto para os académicos como para aqueles que desenvolvem políticas. Será feito um esforço genuíno para divulgar e difundir a informação recolhida nesta revisão sobre a infeção pelo VHC e a identificação dos factores de risco e de proteção a ela associados.

Isto seria extremamente benéfico, uma vez que qualquer novo conhecimento aprendido ou adquirido durante o estudo terá valor e valerá a pena ser divulgado aos vários profissionais de saúde e prestadores de cuidados de saúde, bem como ao público em geral, muitos dos quais poderão representar o próprio doente.

Conclusão

A hepatite C é uma doença altamente infecciosa que afecta atualmente cerca de 10 milhões de pessoas no Paquistão. No entanto, a prevalência do VHC, segundo os dados já publicados, é muito variável. Este estudo analisou os factores de risco e de proteção no Paquistão. Foi efectuada uma revisão sistemática e, com base nos critérios de inclusão e exclusão, foram obtidos resultados.

Os resultados deste estudo apoiaram a hipótese. Em resumo, os resultados revelaram que a exposição percutânea a sangue contaminado foi a principal via de transmissão do VHC. No Paquistão, as pessoas tendem a recorrer regularmente a medicamentos injectáveis, pois pensam que estes são mais eficazes do que os medicamentos orais. O número de injecções terapêuticas administradas a uma pessoa nos últimos dez anos foi considerado um fator de risco. A maioria dos casos de VHC foi adquirida em hospitais ou noutras instalações relacionadas com a saúde e em médicos de clínica geral locais.

A maioria dos doentes positivos para o VHC também visitava regularmente a barbearia para se barbear no rosto e nas axilas. Isto sugere que a barbearia é um local onde se dá a transmissão da infeção pelo VHC. O conhecimento e a consciencialização dos barbeiros relativamente à transmissão do VHC também eram muito baixos. Também se verificou que as crianças tinham anti-VHC com uma idade média de 9 anos, estando expostas aos mesmos factores de risco que a população em geral.

As mulheres em idade fértil foram consideradas como estando em maior risco de serem expostas à infeção pelo VHC devido a internamentos repetidos em hospitais e a terem de se submeter a transfusões de sangue devido a problemas ginecológicos ou obstétricos, como a cesariana, pelo que as mulheres multigravídicas foram identificadas como um fator de risco. Do mesmo modo, as lesões e a hemorragia resultantes de acidentes de viação foram consideradas como um fator de risco ambiental secundário ao internamento hospitalar em que esses doentes tiveram de ser submetidos a transfusões de sangue ou a outros procedimentos relacionados com o tratamento. O estatuto socioeconómico e a educação foram considerados factores preditores da doença e, como tal, a mãe analfabeta e a pobreza foram consideradas factores de risco que contribuíram para a infeção pelo VHC. Esta revisão não conseguiu identificar demasiados factores de proteção, no entanto, conseguiu identificar o genótipo CC como um fator de proteção contra a hepatite C. O estudo salientou a necessidade de realizar auditorias frequentes aos procedimentos hospitalares para verificar se as práticas de controlo de infecções estão em vigor e se estão a ser utilizados instrumentos esterilizados para realizar intervenções terapêuticas.

Investigação futura

O Paquistão depende da investigação sobre a hepatite realizada nos países desenvolvidos, que se concentram sobretudo nas estirpes de infeção pelo VHC que afectam as suas populações. Uma vez que já sabemos que o vírus VHC e os genótipos a ele associados diferem geograficamente, é necessário que os cientistas e investigadores médicos locais no Paquistão tomem a iniciativa de fazer investigação diretamente relacionada com a representação geográfica do VHC no Paquistão. Isto não só ajudaria a proteger contra a futura transmissão do vírus, como também poderia ser desenvolvida uma vacina, dada a variação do VHC em todo o mundo.

A investigação futura deve concentrar-se no estudo dos genótipos do VHC no Paquistão. Diz-se que a frequência do genótipo 1 está a aumentar no Paquistão e, ao mesmo tempo, não há aumento do genótipo 3. Os próximos 15-20 anos são muito cruciais para o Paquistão, uma vez que existe a probabilidade de o atual genótipo 3a ser substituído ao longo do tempo pelo genótipo 1a ou 1b. Se tal acontecer, a situação complicar-se-á, uma vez que a frequência da infeção pelo VHC continua a aumentar no Paquistão e uma alteração do genótipo significaria a sua associação a novos factores de risco e a alteração das vias de transmissão. Atualmente, o Paquistão não está em condições de enfrentar uma nova crise médica sob a forma de mudança de genótipo, pelo que a investigação sobre os genótipos tem de começar agora, antes que ocorra a transição dos genótipos.

Também se deve investigar no futuro a forma de desmascarar o mais cedo possível os doentes assintomáticos que sofrem de infeção pelo VHC, para que o tratamento possa começar antes de a doença atingir uma fase crónica. Uma deteção precoce da infeção pelo VHC em doentes assintomáticos seria útil para evitar a progressão da doença de aguda para crónica e, eventualmente, para a fase em que o carcinoma hepatocelular pode surgir. A investigação não deve apenas evoluir através de processos clínicos, mas também combinar as capacidades de diagnóstico tanto no laboratório como no equipamento radiológico, como a TAC, a RMN ou a ecografia. A investigação deve centrar-se em torno destas tecnologias para ver se é possível descobrir um avanço que ajude a diagnosticar a doença o mais cedo possível.

Reflexão na aprendizagem

Esta investigação foi uma experiência de aprendizagem em todos os sentidos, desde a proposta de uma questão de investigação até à formulação de uma estratégia de investigação e produção de resultados, passando pela compilação de todas as conclusões e pela crítica das mesmas. A investigação levada a cabo neste estudo não só melhorou os nossos conhecimentos sobre o tema da hepatite C, como também nos fez pensar na segurança dos nossos familiares e de outros quando expostos a uma situação semelhante no Paquistão.

Na sequência deste estudo, encontramo-nos numa posição em que nos sentimos obrigados, enquanto médicos, a educar não só os nossos familiares, mas também a população local sobre os riscos a que estão expostos quando visitam um ambiente seguro como um hospital ou qualquer outra clínica de cuidados de saúde. O facto de, no Paquistão, uma pessoa se injetar, em média, 14 vezes por ano é muito surpreendente para nós e fez-nos compreender por que razão a maior parte do vírus se tem propagado por esta via.

O papel da educação não pode ser subestimado, uma população instruída é mais informada e tenta sempre procurar acesso a cuidados de saúde adequados quando necessário e também sensibiliza outras pessoas da comunidade para a doença.

Referências

Abalos, E., Carroli, G., Mackey, M.E. e Bergel E. (2001) Critical appraisal of systematic reviews. Genebra: Organização Mundial de Saúde. Disponível em: http://apps.who.int/rhl/Critical%20appraisal%20of%20systematic%20reviews.pdf (Acedido em: 20 de julho de 2015)

Alan Franciscus March (2015) A Brief History of Hepatitis C. Disponível em: http://hcvadvocate.org/hepatitis/factsheets_pdf/Brief_History_HCV.pdf (Acedido em: 17 de junho de 2015)

Alter, H., Holland, P., Morrow, A., Purcell, R., Feinstone, S. & Moritsugu, Y. (1975) 'Clinical and serological analysis of transfusion-associated hepatitis', The Lancet, 306 (7940), pp.838-841. Disponível em: http://www.sciencedirect.com/science/article/pii/S0140673675902342 (Acedido em: 1 de agosto de 2015)

Alter, H., Holland, P., Purcell, R. & Popper, H. (1978) 'Transmissible agent in non-A, non-B hepatitis', The Lancet, 311 (8062), pp.459-463. Disponível em: http://www.sciencedirect.com/science/article/pii/S0140673678901319 (Acedido em: 30 de julho de 2015)

Alter, H.J. & Seeff, L.B. (2000) 'Recovery, persistance, and sequelae in hepatitis C virus infection: a perspective on long-term outcome', 20 (1), pp.17-36. Disponível em: http://courses.washington.edu/conj504/readings/alter reading1.pdf (Acedido em: 30 de julho de 2015)

Alter, M.J. (2007) 'Epidemiology of hepatitis C virus infection', World Journal of Gastroenterology, 13 (17), pp.2436. Disponível em: http://office.wjgnet.com/1007- 9327/full/v13/i17/2436.htm (Acesso em: 30 de julho de 2015)

Andre, P., Komurian-Pradel, F., Deforges, S., Perret, M., Berland, J.L., Sodoyer, M., Pol, S., Brechot, C., Paranhos-Baccala, G. & Lotteau, V. (2002) 'Characterization of low- and very-low- density hepatitis C virus RNA-containing particles', Journal of Virology, 76 (14), pp.6919-6928. Disponível em: http://jvi.asm.org/content/76/14/6919.short (Acedido em: 29 de julho de 2015)

ANNEMARIE WASLEY, S.D. & Alter, M.J. (2000) 'Epidemiology of hepatitis C: geographic differences and temporal trends', Hepatitis C: State of the Art at the Millennium, 20 (1), pp.1. Disponível em: http://www.ncbi.nlm.nih.gov/pubmed/10895428 (Acedido em: 29 de julho de 2015)

Anwar, M.I., Rahman, M., Hassan, M.U. & Iqbal, M. (2013) 'Prevalência de infecções activas pelo vírus da hepatite C entre o público em geral de Lahore, Paquistão', Virol J, 10 (1), pp.351-422X. Disponível em: http://www.biomedcentral.com/content/pdf/1743-422X-10-351.pdf (Acedido em 1 de agosto de 2015)

Averhoff, F.M., Glass, N. & Holtzman, D. (2012) 'Global burden of hepatitis C: considerations for healthcare providers in the United States', Clinical Infectious Diseases : An Official Publication of the Infectious Diseases Society of America, 55 Suppl 1 pp.S10-5. Disponível em: http://cid.oxfordjournals.org/content/55/suppl 1/S10.long (Acedido em: 14 de agosto de 2015)

Awofeso, N. (2001) "Infeção pelo vírus da hepatite C: uma doença da pobreza", Tropical Doctor, 31 (3), pp.184. Disponível em: http://tdo.sagepub.com/content/31/3/184.1 .extract (Acedido em: 14 de agosto de 2015)

Bari, A., Akhtar, S., Rahbar, M.H. & Luby, S.P. (2001) 'Risk factors for hepatitis C virus infection in male adults in Rawalpindi-Islamabad, Pakistan', Tropical Medicine & International Health, 6 (9), pp.732-738. Disponível em: http://onlinelibrary.wiley.com/doi/10.1046/j.1365- 3156.2001.00779.x/full (Acedido em: 1 de agosto de 2015)

Bihl, F., Castelli, D., Marincola, F., Dodd, R.Y. & Brander, C. (2007) 'Transfusion-transmitted infections', J Transl Med, 5 (25), pp.1-11. Disponível em: http://www.ncbi.nlm.nih.gov/pmc/articles/PMC1904179/ (Acedido em: 14th agosto, 2015)

Bradley, D.W., McCaustland, K.A., Cook, E.H., Schable, C.A., Ebert, J.W. & Maynard, J.E. (1985) 'Posttransfusion non-A, non-B hepatitis in chimpanzees. Physicalochemical evidence that the tubule-forming agent is a small, enveloped virus", Gastroenterology, 88 (3), pp.773-779. Disponível em: http://europepmc.org/abstract/med/2981754 (Acedido em: 28 de julho de 2015)

Burbelo, P.D., Dubovi, E.J., Simmonds, P., Medina, J.L., Henriquez, J.A., Mishra, N., Wagner, J., Tokarz, R., Cullen, J.M., Iadarola, M.J., Rice, C.M., Lipkin, W.I. & Kapoor, A. (2012) 'Serology-enabled discovery of genetically diverse hepaciviruses in a new host', Journal of Virology, 86 (11), pp.6171-6178. Disponível em:

http://www.ncbi.nlm.nih.gov/pmc/articles/PMC3372197/ (Acedido em: 28th julho, 2015)

Cacoub, P., Gragnani, L., Comarmond, C. & Zignego, A.L. (2014) 'Extrahepatic manifestations of chronic hepatitis C virus infection', Digestive and Liver Disease, 46 pp.S165-S173. Disponível em: http://www.sciencedirect.com/science/article/pii/S1590865814007294 (Acedido em: 28 de julho de 2015)

Carlson, M.D. & Morrison, R.S. (2009) 'Study design, precision, and validity in observational studies', Journal of Palliative Medicine, 12 (1), pp.77-82. Disponível em: http://www.ncbi.nlm.nih.gov/pmc/articles/PMC2920077/ (Acedido em: 20th julho, 2014)

Chen, S.L. & Morgan, T.R. (2006) 'The natural history of hepatitis C virus (HCV) infection', International Journal of Medical Sciences, 3 (2), pp.47-52. Disponível em: http://www.ncbi.nlm.nih.gov/pmc/articles/PMC1415841/ (Acedido em: 29 de julho de 2014)

Cheraghali, A.M. (2011) 'Blood safety concerns in the Eastern Mediterranean region', Hepatitis Monthly, 11 (6), pp.422-426. Disponível em: http://www.ncbi.nlm.nih.gov/pmc/articles/PMC3212795/ (Acedido em: 15th agosto, 2015)

Chevaliez, S. & Pawlotsky, J.M. (2007) 'Hepatitis C virus: virology, diagnosis and management of antiviral therapy', World Journal of Gastroenterology : WJG, 13 (17), pp.2461-2466. Disponível em: http://europepmc.org/articles/pmc4146765 (Acedido em: 29 de julho de 2015)

Choo, Q.L., Kuo, G., Weiner, A.J., Overby, L.R., Bradley, D.W. & Houghton, M. (1989) 'Isolation of a cDNA clone derived from a blood-borne non-A, non-B viral hepatitis genome', Science (New York, N.Y.), 244 (4902), pp.359-362. Disponível em: http://www.sciencemag.org/content/244/4902/359.short (Acedido em: 27 de julho de 2015)

Choo, Q.L., Richman, K.H., Han, J.H., Berger, K., Lee, C., Dong, C., Gallegos, C., Coit, D., Medina-Selby, R. & Barr, P.J. (1991) 'Genetic organization and diversity of the hepatitis C virus', Proceedings of the National Academy of Sciences of the United States of America, 88 (6), pp.2451-2455. Disponível em: http://www.pnas.org/content/88/6/2451.full.pdf?sid=498eec8a-1885- 43a8-9ac3-5f24621 e7f72 (Acedido em: 27th julho, 2015)

Choo, S.H., So, H.S., Cho, J.M. & Ryu, W.S. (1995) 'Association of hepatitis C virus particles with immunoglobulin: a mechanism for persistent infection', The Journal of General Virology, 76 (Pt 9) (Pt 9), pp.2337-2341. Disponível em: http://jgv.sgmjournals.org/content/journal/jgv/10.1099/0022-1317-76-9-2337 (Acedido em: 27 de julho de 2015)

CRD (2009) Systematic reviews: Orientações do CRD para a realização de revisões nos cuidados de saúde. Universidade de York: Centro de Revisões e Disseminação. Disponível em: https://www.york.ac.uk/media/crd/Systematic Reviews.pdf (Acedido em: 20 de julho de 2015)

Crotty, S., Cameron, C.E. & Andino, R. (2001) 'RNA virus error catastrophe: direct molecular test by using ribavirin', Proceedings of the National Academy of Sciences of the United States of America, 98 (12), pp.6895-6900. Disponível em: http://www.pnas.org/content/98/12/6895.short (Acedido em: 27 de julho de 2015)

Di Bisceglie, A.M. & Hoofnagle, J.H. (2002) 'Optimal therapy of hepatitis C', Hepatology, 36 (5B), pp.s121-s127. Disponível em: http://onlinelibrary.wiley.com/doi/10.1053/jhep.2002.36228/abstract (Acedido em: 27 de julho de 2015)

De Vaus, D. (2001) Research design in social research. Londres: Sage.

Einav, S., Koziel, M. & Einav Koziel, S. (2002) 'Immunopathogenesis of hepatitis C virus in the immunosuppressed host', Transplant Infectious Disease, 4 (2), pp.85-92. Disponível em: http://www.ncbi.nlm.nih.gov/pubmed/12220245 (Acedido em: 19 de julho de 2015)

EPHPP (2009) Ferramenta de avaliação da qualidade para estudos quantitativos. Disponível em: http://www.ephpp.ca/tools.html (Acedido em: 19 de julho de 2015).

Esteban, J.I., Gomez, J., Martell, M., Cabot, B., Quer, J., Camps, J., Gonzalez, A., Otero, T., Moya, A. & Esteban, R. (1996) 'Transmission of hepatitis C virus by a cardiac surgeon', New England Journal of Medicine, 334 (9), pp.555-561. Disponível em: http://www.nejm.org/doi/full/10.1056/NEJM199602293340902 (16 de agosto, 2015)

Farci, P., Alter, H.J., Wong, D., Miller, R.H., Shih, J.W., Jett, B. & Purcell, R.H. (1991) 'A longterm study of hepatitis C virus replication in non-A, non-B hepatitis', New England Journal of Medicine, 325 (2), pp.98-104. Disponível em:

http://www.nejm.org/doi/pdf/10.1056/NEJM199107113250205 (Acedido em: 26 de julho de 2015)

Farci, P., Alter, H.J., Shimoda, A., Govindarajan, S., Cheung, L.C., Melpolder, J.C., Sacher, R.A., Shih, J.W. & Purcell, R.H. (1996) 'Hepatitis C virus-associated fulminant hepatic failure', New England Journal of Medicine, 335 (9), pp.631-634. Disponível em: http://www.nejm.org/doi/full/10.1056/NEJM199608293350904 (Acedido em: 26 de julho de 2015)

Ferri, C., La Civita, L. & Zignego, A.L. (1994) 'Non-Hodgkin's lymphoma: possible role of hepatitis C virus', Jama, 272 (5), pp.355-356. Disponível em: http://jama.jamanetwork.com/article.aspx?articleid=377170 (Acedido em: 27th julho, 2015)

Feinstone, S.M., Kapikian, A.Z., Purcell, R.H., Alter, H.J. & Holland, P.V. (1975) 'Transfusion- associated hepatitis not due to viral hepatitis type A or B', New England Journal of Medicine, 292 (15), pp.767-770. Disponível em:

http://www.nejm.org/doi/pdf/10.1056/NEJM197504102921502 (Acedido em: 27 de julho de 2015)

Feinstone, S.M., Mihalik, K.B., Kamimura, T., Alter, H.J., London, W.T. & Purcell, R.H. (1983) 'Inactivation of hepatitis B virus and non-A, non-B hepatitis by chloroform', Infection and Immunity, 41 (2), pp.816-821. Disponível em: http://iai.asm.org/content/41/2/816.short (Acedido em 27 de julho de 2015)

Forton, D.M., Thomas, H.C., Murphy, C.A., Allsop, J.M., Foster, G.R., Main, J., Wesnes, K.A. & Taylor-Robinson, S.D. (2002) 'Hepatitis C and cognitive impairment in a cohort of patients with mild liver disease', Hepatology, 35 (2), pp.433-439. Disponível em: http://www.sciencedirect.com/science/article/pii/S0270913902540994 (Acedido em: 28 de julho de 2015)

Frank, C., Mohamed, M.K., Strickland, G.T., Lavanchy, D., Arthur, R.R., Magder, L.S., El Khoby, T., Abdel-Wahab, Y., Anwar, W. & Sallam, I. (2000) 'The role of parenteral antischistosomal therapy in the spread of hepatitis C virus in Egypt', The Lancet, 355 (9207), pp.887-891. Disponível em: http://www.sciencedirect.com/science/article/pii/S0140673699065277 (Acedido em: 28 de julho de 2015)

Fried, M.W., Shiffman, M.L., Reddy, K.R., Smith, C., Marinos, G., Gongales Jr, F.L., Haussinger, D., Diago, M., Carosi, G. & Dhumeaux, D. (2002) 'Peginterferon alfa-2a plus ribavirin for chronic hepatitis C virus infection', New England Journal of Medicine, 347 (13), pp.975-982. Disponível em: http://www.nejm.org/doi/full/10.1056/nejmoa020047#t=articleDiscussion (Acedido em: 29th julho, 2015)

Gomaa, A.I., Khan, S.A., Leen, E.L., Waked, I. & Taylor-Robinson, S.D. (2009) 'Diagnosis of hepatocellular carcinoma', World Journal of Gastroenterology : WJG, 15 (11), pp.1301-1314.

Disponível em: http://www.ncbi.nlm.nih.gov/pmc/articles/PMC2658831/ (Acedido em: 27th julho, 2015)

Goodman, Z.D. & Ishak, K.G. (1995) 'Histopathology of hepatitis C virus infection', Seminars in Liver Disease, 15 (1), pp.70-81. Disponível em: https://www.thieme- connect.com/DQI/DOI710.1055/s-2007-1007264 (Acedido em: 26 de julho de 2015)

Gottwein, J.M., Scheel, T.K., Jensen, T.B., Lademann, J.B., Prentoe, J.C., Knudsen, M.L., Hoegh, A.M. & Bukh, J. (2009) 'Development and characterization of hepatitis C virus genotype 1-7 cell culture systems: Role of CD81 and scavenger recetor class B type I and effect of antiviral drugs", Hepatology, 49 (2), pp.364-377. Disponível em: http://onlinelibrary.wiley.com/doi/10.1002/hep.22673/full (Acedido em: 26 de julho de 2015)

Greek, R., Pippus, A. & Hansen, L.A. (2012) 'The Nuremberg Code subverts human health and safety by requiring animal modeling', BMC Medical Ethics, 13 pp.16-6939-13-16. Disponível em: http://www.biomedcentral.com/1472-6939/13/16/ (Acedido em: 26th julho, 2015)

He, L.F., Alling, D., Popkin, T., Shapiro, M., Alter, H.J. & Purcell, R.H. (1987) 'Determining the size of non-A, non-B hepatitis virus by filtration', The Journal of Infectious Diseases, 156 (4), pp.636-640. Disponível em: http://jid.oxfordjournals.org/content/156/4/636.short (Acedido em: 25 de julho de 2015)

Hijikata, M., Shimizu, Y.K., Kato, H., Iwamoto, A., Shih, J.W., Alter, H.J., Purcell, R.H. & Yoshikura, H. (1993) 'Equilibrium centrifugation studies of hepatitis C virus: evidence for circulating immune complexes', Journal of Virology, 67 (4), pp.1953-1958. Disponível em: http://jvi.asm.org/content/67/4/1953.short (Acedido em: 25 de julho de 2015)

Hollinger, F., Gitnick, G., Aach, R., Szmuness, W., Mosley, J., Stevens, C., Peters, R., Weiner, J., Werch, J. & Lander, J. (1978) 'Non-A, non-B hepatitis transmission in chimpanzees: a project of the transfusion-transmitted viruses study group', Intervirology, 10 (1), pp.60-68. Disponível em: http://www.karger.com/Article/Abstract/148969 (Acedido em: 27 de julho de 2015)

Hoofnagle, J.H. (1997) "Hepatitis C: the clinical spectrum of disease", Hepatology, 26 (s 3), pp.15-20. Disponível em: https://consensus.nih.gov/1997/1997HepatitisC105Program.pdf#page=19 (Acedido em: 28th julho, 2015)

Hopewell, S., McDonald, S., Clarke, M. & Egger, M. (2007) 'Grey literature in meta-analyses of randomized trials of health care interventions', Cochrane Database Syst Rev, 2 (2). Disponível em: http://onlinelibrary.wiley.com/store/10.1002/14651858.MR000010.pub3/asset/MR000010.pdf?v=1&t=if89pxwz&s=9d24469c2f7b2c90fbe885e867bc2ec296d6fb46 (Acedido em: 19th julho, 2015) Gerrish, K. e Lacey, A. (eds.) (2010) The research process in nursing. 6th edn. West Sussex: John Wiley and Sons. (Acedido em: 19th julho, 2015)

Ghias, M. & Pervaiz, M.K. (2009) 'Identification of epidemiological risk factors for hepatitis c in Punjab, Pakistan', J Ayub Med Coll Abbottabad, 21 (2), pp.156-161. Disponível em: http://ayubmed.edu.pk/JAMC/PAST/21-2/Ghias.pdf (Acedido em: 2 de agosto de 2015)

Ghias, M., Pervaiz, M.K., Marshall, R., Thornley, S., (2012) 'Identification of risk factors for Hepatitis C infection in the Gujranwala District of Punjab, Pakistan', World Applied Sciences Journal, 20 (1), pp.94-101. Disponível em: http://idosi.org/wasj/wasj20%281%2912/13.pdf (Acedido em: 2 de agosto de 2015)

Ghias, M., Pervaiz, M.K. & Aslam, A. (2010) 'Risk factors for hepatitis C virus among urban/rural settings of patients visiting tertiary care hospitals at Lahore, Pakistan', Journal of Statistics, 17 (1), pp.33-46. Disponível em: http://www.gcu.edu.pk/FullTextJour/Stat/stat-journal2010/Paper- 3.pdf (Acedido em: 2 de agosto de 2015)

Green, S. (2005) "Systematic reviews and meta-analysis", Singapore Medical Journal, 46 (6), pp.270. Disponível em: http://scholar.googleusercontent.com/scholar?q=cache:WU9vHmQ -X4J:scholar.google.com/+Systematic+reviews+and+meta-analysis&hl=en&as sdt=0,5 (Acedido em: 18th julho, 2015)

Hagan, H., Des Jarlais, D.C., Stern, R., Lelutiu-Weinberger, C., Scheinmann, R., Strauss, S. & Flom, P.L. (2007) 'HCV synthesis project: preliminary analyses of HCV prevalence in relation to age and duration of injection', International Journal of Drug Policy, 18 (5), pp.341-351. Disponível em: http://www.sciencedirect.com/science/article/pii/S0955395907000357 (Acedido em: 18 de julho de 2015)

Hashmi, A., Ahmad, N., Riaz, S., Ali, L., Siddiqi, S., Khan, K., Shakoori, A. & Mansoor, A. (2014) 'Genotype CC of rs12979860 is providing protection against infection rather than assisting in treatment response for HCV genotype 3a infection', Genes and Immunity, 15 (6), pp.430-432.

Disponível em: http://www.nature.com/gene/journal/v15/n6/abs/gene201431a.html (Acedido em: 2 de agosto de 2015)

Health and Safety Executive (2008) Advisory Committee on Dangerous Pathogens Protection against blood-borne infections in the workplace: VIH e Hepatite Disponível em: http://www.hse.gov.uk/biosafety/diseases/bbv.pdf (Acedido em: 10th julho, 2015)

Hemingway, P. e Brereton, N. (2009) "What is a systematic review?" 2nd edn. Londres: Hayward Medical Communication. (Acedido em: 17th julho, 2015)

Hutin, Y.J. & Chen, R.T. (1999) 'Injection safety: a global challenge', Bulletin of the World Health Organization, 77 (10), pp.787-788. Disponível em: http://www.ncbi.nlm.nih.gov/pmc/articles/PMC2557744/pdf/10593025.pdf (Acedido em: 13 de agosto de 2015)

Idrees, M. & Riazuddin, S. (2008) 'Frequency distribution of hepatitis C virus genotypes in different geographical regions of Pakistan and their possible routes of transmission', BMC Infectious Diseases, 8 pp.69-2334-8-69. Disponível em: http://www.biomedcentral.com/1471- 2334/8/69/ (Acedido em: 3rd agosto, 2015)

Ishaq, T., Khattak, M.I., Amin, S. & ul Haq, N. (2012) 'Frequency and risk factors for Hepatitis C among pregnant women', Gomal Journal of Medical Sciences, 9 (2), pp.166-169. Disponível em: http://www.gjms.com.pk/ojs/index.php/gjms/article/view/459 (Acedido em: 3 de agosto de 2015)

Jafri, W., Jafri, N., Yakoob, J., Islam, M., Tirmizi, S.F., Jafar, T., Akhtar, S., Hamid, S., Shah, H.A. & Nizami, S.Q.

(2006) 'Hepatitis B and C: prevalence and risk factors associated with seropositivity among children in Karachi, Pakistan', BMC Infectious Diseases, 6 pp.101.

Disponível em: http://www.biomedcentral.com/1471-2334/6/101/ (Acedido em: 3rd agosto, 2015)

Jenette Nagy, Stephen B. Fawcett (2015) Compreender os factores de risco e de proteção: A sua utilização na seleção de potenciais alvos e estratégias promissoras de intervenção

Disponível em: http://ctb.ku.edu/en/table-of-contents/analyze/choose-and-adapt-community- interventions/risk-and-protective-factors/main (Acesso em: 10 julho, 2015)

Juni, P., Altman, D.G. & Egger, M. (2001) 'Systematic reviews in health care: Assessing the quality of controlled clinical trials", BMJ (Clinical Research Ed.), 323 (7303), pp.42-46. Disponível em: http://www.ncbi.nlm.nih.gov/pmc/articles/PMC1120670/ (Acedido em: 17th julho, 2015)

Kaito, M., Watanabe, S., Tsukiyama-Kohara, K., Yamaguchi, K., Kobayashi, Y., Konishi, M., Yokoi, M., Ishida, S., Suzuki, S. & Kohara, M. (1994) 'Hepatitis C virus particle detected by immunoelectron microscopic study', The Journal of General Virology, 75 (Pt 7) (Pt 7), pp.17551760. Disponível em:

http://www.researchgate.net/profile/Yoshinao Kobayashi/publication/15682539 Hepatitis C vir us particle detected by immunoelectron microscopic study/links/0c96051749f92de36300000 0.pdf (Acesso em: 26 de julho de 2015)

Kamal, S.M. (2008) 'Acute hepatitis C: a systematic review', The American Journal of Gastroenterology, 103 (5), pp.1283-1297. Disponível em: http://www.nature.com/ajg/journal/v103/n5/abs/ajg2008254a.html (Acedido em: 18 de julho de 2015)

Kapoor, A., Simmonds, P., Gerold, G., Qaisar, N., Jain, K., Henriquez, J.A., Firth, C., Hirschberg, D.L., Rice, C.M., Shields, S. & Lipkin, W.I. (2011) 'Characterization of a canine homolog of hepatitis C virus', Proceedings of the National Academy of Sciences of the United States of America, 108 (28), pp.11608-11613. Disponível em: http://www.pnas.org/content/108/28/11608.short (Acedido em: 26 de julho de 2015)

Karmochkine, M., Carrat, F., Dos Santos, O., Cacoub, P. & Raguin, G. (2006) 'A case-control study of risk factors for hepatitis C infection in patients with unexplained routes of infection*', Journal of Viral Hepatitis, 13 (11), pp.775-782. Disponível em: http://onlinelibrary.wiley.com/doi/10.1111/j.1365-2893.2006.00742.x/abstract (Acedido em: 25 de julho de 2015)

Khan, U.R., Janjua, N.Z., Akhtar, S. & Hatcher, J. (2008) 'Case-control study of risk factors associated with hepatitis C virus infection among pregnant women in hospitals of Karachi- Pakistan', Tropical Medicine & International Health, 13 (6), pp.754-761. Disponível em: http://onlinelibrary.wiley.com/store/10.1111/j.1365-3156.2008.02075.x/asset/j.1365-3156.2008.02075.x.pdf?v=1&t=iewriwis&s=b7b11 acb58667735c4857aab7f13bcec79c44998 (Acedido em: 3rd agosto, 2015)

Khan, A.J., Luby, S.P., Fikree, F., Karim, A., Obaid, S., Dellawala, S., Mirza, S., Malik, T., Fisher-Hoch, S. & McCormick, J.B. (2000) 'Unsafe injections and the transmission of hepatitis B and C in a periurban community in Pakistan', Bulletin of the World Health Organization, 78 (8), pp.956-963. Disponível em: http://www.scielosp.org/scielo.php?pid=S004296862000000800004&script=sci arttext&tlng=e (Acedido: 3rd agosto, 2015)

Khaliq, A.A. & Smego, R.A.j. (2005) 'Barber shaving and blood-borne disease transmission in developing countries: issues in medicine: Fórum SAMJ", South African Medical Journal, 95 (2), pp.p. 94-96. Disponível em: http://blues.sabinet.co.za/WebZ/Authorize?sessionid=0:autho=pubmed:password=pubmed2004 &/AdvancedQuery?&format=F&next=images/ejour/m samj/m samj v95 n2 a8.pdf (Acedido em: 13 de agosto de 2015)

Kumar, A., Sharma, K.A., Gupta, R., Kar, P. & Chakravarti, A. (2007) 'Prevalence & risk factors for hepatitis C virus among pregnant women', Indian Journal of Medical Research, 126 (3), pp.211. Disponível em: http://www.icmr.nic.in/ijmr/2007/september/0907.pdf (Acedido em: 13 de agosto de 2015)

Lee, Y.H., Ji, J.D., Yeon, J.E., Byun, K.S., Lee, C.H. & Song, G.G. (1998) 'Cryoglobulinaemia and rheumatic manifestations in patients with hepatitis C virus infection', Annals of the

Doenças Reumáticas, 57 (12), pp.728-731. Disponível em: http://ard.bmj.com/content/57/12/728.lonq (Acedido em: 27 de julho de 2015)

Laskus, T., Radkowski, M., Adair, D.M., Wilkinson, J., Scheck, A.C. & Rakela, J. (2005) 'Emerging evidence of hepatitis C virus neuroinvasion', Aids, 19 pp.S140-S144. Disponível em: http://journals.lww.com/aidsonline/Abstract/2005/10003/Emerqinq evidence of hepatitis C vir us.22.aspx (Acedido em: 27 de julho de 2015)

Lavanchy, D. (1999) "Hepatitis C: public health strategies", Journal of Hepatology, 31 pp.146151. Disponível em: http://www.sciencedirect.com/science/article/pii/S0168827899803924 (Acedido em: 25 de julho de 2015)

Luby, S., Qamruddin, K., Shah, A., Omair, A., Pahsa, O., Khan, A., McCormick, J., Hoodbhouy, F. & Fisher-Hoch, S. (1997) 'The relationship between therapeutic injections and high prevalence of hepatitis C infection in Hafizabad, Pakistan', Epidemiology and Infection, 119 (03), pp.349-356. Disponível em: http://journals.cambridge.org/action/displayAbstract?fromPage=online&aid=39349&fileld=S0950 268897007899 (Acedido em: 4th agosto, 2015)

Luby, S., Khanani, R., Zia, M., Vellani, Z., Ali, M., Qureshi, A.H., Khan, A.J., Abdul Mujeeb, S., Shah, S.A. & Fisher-Hoch, S. (2000) 'Evaluation of blood bank practices in Karachi, Pakistan, and the government's response', Health Policy and Planning, 15 (2), pp.217-222. Disponível em: http://heapol.oxfordjournals.org/content/15/2/217.long (Acedido em: 4 de agosto de 2015)

Mann, C.J. (2003) 'Observational research methods. Research design II: cohort, cross sectional, and case-control studies", Emergency Medicine Journal : EMJ, 20 (1), pp.54-60. Disponível em: http://emj.bmj.com/content/20/1/54.full.html (Acedido em: 18 de julho de 2015)

McAndrews, M.P., Farcnik, K., Carlen, P., Damyanovich, A., Mrkonjic, M., Jones, S. & Heathcote, E.J. (2005) 'Prevalence and significance of neurocognitive dysfunction in hepatitis C in the absence of correlated risk factors', Hepatology, 41 (4), pp.801-808. Disponível em: http://onlinelibrary.wiley.com/store/10.1002/hep.20635/asset/20635 ftp.pdf?v=1&t=ienbe93r&s= 22f6a9d6bb43829d815cfca23ec01068acef01f8 (Acedido em: 27th julho, 2015)

McGuinness, P.H., Bishop, G.A., Painter, D.M., Chan, R. & McCaughan, G.W. (1996) 'Intrahepatic hepatitis C RNA levels do not correlate with degree of liver injury in patients with chronic hepatitis C', Hepatology, 23 (4), pp.676-687. Disponível em: http://onlinelibrary.wiley.com/doi/10.1002/hep.510230404/abstract (Acedido em: 26 de julho de 2015)

Ministério da Saúde (2002) Relatório anual. Diretor-Geral da Saúde, Governo do Paquistão.

Miller, D.C. e Salkind, N.J. (2002) Handbook of research design and social measurement. 6ª ed.. Califórnia: Sage.

Moher, D., Tsertsvadze, A., Tricco, A., Eccles, M., Grimshaw, J., Sampson, M. & Barrowman, N. (2008) 'When and how to update systematic reviews', The Cochrane Library, . http://onlinelibrary.wiley.com/doi/10.1002/14651858.MR000023.pub3/full (Acedido em: 17 de julho de 2015)

Moja, L.P., Telaro, E., D'Amico, R., Moschetti, I., Coe, L. & Liberati, A. (2005) 'Assessment of methodological quality of primary studies by systematic reviews: results of the metaquality cross sectional study', BMJ (Clinical Research Ed.), 330 (7499), pp.1053. Disponível em: http://www.bmj.com/content/330/7499/1053.short (Acedido em: 17 de julho de 2015)

Moriya, K., Fujie, H., Shintani, Y., Yotsuyanagi, H., Tsutsumi, T., Ishibashi, K., Matsuura, Y., Kimura, S., Miyamura, T. & Koike, K. (1998) 'The core protein of hepatitis C virus induces hepatocellular carcinoma in transgenic mice', Nature Medicine, 4 (9), pp.1065-1067. Disponível em: http://www.nature.com/nm/journal/v4/n9/abs/nm0998 1065.html (Acedido em: 25 de julho de 2015)

Mulrow, C.D. (1994) "Rationale for systematic reviews", BMJ (Clinical Research Ed.), 309 (6954), pp.597-599. Disponível em: http://www.ncbi.nlm.nih.gov/pmc/articles/PMC2541393/ (Acedido em: 16th julho, 2015)

Murray, C.J. & Lopez, A.D. (1997) 'Global mortality, disability, and the contribution of risk factors: Global Burden of Disease Study", The Lancet, 349 (9063), pp.1436-1442. Disponível em: Global mortality, disability, and the contribution of risk factors (Mortalidade global, incapacidade e contribuição dos factores de risco): Global Burden of Disease Study Narahari, S., Juwle, A., Basak, S. & Saranath, D. (2009) 'Prevalence and geographic distribution of Hepatitis C Virus genotypes in Indian patient cohort', Infection, Genetics and Evolution, 9 (4), pp.643-645. Disponível em: http://www.sciencedirect.com/science/article/pii/S1567134809000574 (Acedido em: 13 de agosto de 2015)

Nasim, Z., Munir, I., Iqbal, A. & Ahmad, M. (2014) "Negligência da genotipagem do vírus da hepatite C no Paquistão: Reason for the Increasing Non-Responsiveness to Interferon Therapies", J Antivir Antiretrovir, 6 pp.153-153.

Disponível em: http://www.omicsonline.org/open-access/negligence-of- hepatitis-c-virus-genotyping-in-pakistan-reason-for-the-increasing-non-responsiveness-to- interferon-therapies-1948-5964.1000112.php?aid=39032 (Acedido em: 15th agosto, 2015)

Neumann, A.U., Lam, N.P., Dahari, H., Gretch, D.R., Wiley, T.E., Layden, T.J. & Perelson, A.S. (1998) 'Hepatitis C viral dynamics in vivo and the antiviral efficacy of interferon-alpha therapy', Science (New York, N.Y.), 282 (5386), pp.103-107. Disponível em: http://www.sciencemag.org/content/282/5386/103.short (Acedido em: 29 de julho de 2015)

Nevens, F., Roskams, T., Van Vlierberghe, H., Horsmans, Y., Sprengers, D., Elewaut, A., Desmet, V., Leroux-Roels, G., Quinaux, E. & Depla, E. (2003) 'A pilot study of therapeutic vaccination with envelope protein E1 in 35 patients with chronic hepatitis C', Hepatology, 38 (5), pp.1289-1296. Disponível em: http://www.sciencedirect.com/science/article/pii/S0270913903008784 (Acedido em: 29 de julho de 2015)

NHS Choices (2013) Hepatite C - Prevenção

Disponível em: http://www.nhs.uk/conditions/Hepatitis-C/Pages/Prevention-old.aspx (Acedido em: 10th julho, 2015)

Nielsen, S.U., Bassendine, M.F., Burt, A.D., Martin, C., Pumeechockchai, W. & Toms, G.L. (2006) 'Association between hepatitis C virus and very-low-density lipoprotein (VLDL)/LDL analyzed in iodixanol density gradients', Journal of Virology, 80 (5), pp.2418-2428. Disponível em: http://jvi.asm.org/content/80/5/2418.short (Acedido em: 25 de julho de 2015)

Parahoo, K. (2006) Investigação em enfermagem: Principles, process and issues. 2nd edn. Basingstoke: Palgrave Macmillan.

Pasha, O., Luby, S., Khan, A., Shah, S., McCormick, J. & Fisher-Hoch, S. (1999) 'Household members of hepatitis C virus-infected people in Hafizabad, Pakistan: infection by injections from health care providers', Epidemiology and Infection, 123 (03), pp.515-518. Disponível em: http://www.ncbi.nlm.nih.gov/pmc/articles/PMC2810789/ (Acedido em: 4th agosto, 2015)

Patel, K., Muir, A.J. & McHutchison, J.G. (2006) 'Diagnosis and treatment of chronic hepatitis C infection', *BMJ (Clinical Research Ed.),* 332 (7548), pp.1013-1017. Disponível em: http://www.ncbi.nlm.nih.gov/pmc/articles/PMC1450048/ (Acedido em: 26th julho, 2015)

Pawlotsky, J. (2004) 'Pathophysiology of hepatitis C virus infection and related liver disease', Trends in Microbiology, 12 (2), pp.96-102. Disponível em: http://www.sciencedirect.com/science/article/pii/S0966842X03003329 (Acedido em: 25 de julho de 2015)

Perz, J.F., Armstrong, G.L., Farrington, L.A., Hutin, Y.J. & Bell, B.P. (2006) 'The contributions of hepatitis B virus and hepatitis C virus infections to cirrhosis and primary liver cancer worldwide', Journal of Hepatology, 45 (4), pp.529-538. Disponível em: http://www.ncbi.nlm.nih.gov/pubmed/16879891 (Acedido em: 27 de julho de 2015)

Petticrew, M. e Roberts, H. (2006) Systematic reviews in the social sciences: A practical guide. Oxford: Blackwell Publishing. Disponível em: http://www.cebma.org/wp- content/uploads/Pettigrew-Roberts-SR-in-the-Soc-Sc.pdf (Acedido em: 16 de julho de 2015)

Petticrew, M. e Roberts, H. (2006) Systematic reviews in the social sciences: A practical guide. Oxford: Blackwell Publishing.

Poynard, T., Bedossa, P. & Opolon, P. (1997) 'Natural history of liver fibrosis progression in patients with chronic hepatitis C', The Lancet, 349 (9055), pp.825-832. Disponível em: http://www.sciencedirect.com/science/article/pii/S0140673696076428 (Acedido em: 24 de julho de 2015)

Raja, N.S. & Janjua, K.A. (2008) 'Epidemiology of hepatitis C virus infection in Pakistan', Journal of Microbiology Immunology and Infection, 41 (1), pp.4-8. Disponível em: http://www.researchgate.net/profile/Nadeem Raja/publication/5525669 Epidemiology of hepat itis C virus infection in Pakistan/links/5446194f0cf2d62c304d9cbd.pdf (Acesso em: 4 de agosto de 2015)

Rathore, J.A., Shah, M.A. & Mehraj, A. (2012) 'Hepatitis C virus transmission risk factors', J Ayub Med Coll Abbottabad, 24 (3-4), pp.106-108. Disponível em: http://www.ayubmed.edu.pk/JAMC/24-3/Rathore.pdf (Acedido em: 4 de agosto de 2015)

Reeler, A.V. (1990) "Injections: a fatal attraction?", Social Science & Medicine, 31 (10), pp.11191125.

Rehermann, B. (2009) "Hepatitis C virus versus innate and adaptive immune responses: a tale of coevolution and coexistence", The Journal of Clinical Investigation, 119 (7), pp. 1745-1754.

Disponível em: http://www.ncbi.nlm.nih.gov/pmc/articles/PMC2701885/ (Acedido em: 24th julho, 2015)

Rouse, D.J., MacPherson, C., Landon, M., Varner, M.W., Leveno, K.J., Moawad, A.H., Spong, C.Y., Caritis, S.N., Meis, P.J., Wapner, R.J., Sorokin, Y., Miodovnik, M., Carpenter, M., Peaceman, A.M., O'Sullivan, M.J., Sibai, B.M., Langer, O., Thorp, J.M., Ramin, S.M., Mercer, B.M. & National Institute of Child Health and Human Development Maternal-Fetal Medicine Units Network (2006) 'Blood transfusion and cesarean delivery', Obstetrics and Gynecology, 108 (4), pp.891-897. Disponível em: http://journals.lww.com/greenjournal/Abstract/2006/10000/Blood Transfusion and Cesarean D elivery.12.aspx (Acedido em: 13 de agosto de 2015)

Safe Injection Global Network (2011) Advocacy Booklet.

Disponível em: http://www.who.int/injection safety/sign/sign advocacy booklet.pdf. (Acedido em: 14 de agosto de 2015)

Samuel, C.E. (2001) "Antiviral actions of interferons", Clinical Microbiology Reviews, 14 (4), pp.778-809, índice. Disponível em: http://www.ncbi.nlm.nih.gov/pmc/articles/PMC89003/ (Acedido em: 24 de julhoth , 2015)

Sarasin-Filipowicz, M., Oakeley, E.J., Duong, F.H., Christen, V., Terracciano, L., Filipowicz, W. & Heim, M.H. (2008) 'Interferon signaling and treatment outcome in chronic hepatitis C', Proceedings of the National Academy of Sciences, 105 (19), pp.7034-7039. Disponível em: http://www.pnas.org/content/105/19/7034.short (Acedido em: 30 de julho de 2015)

Sene, D., Ghillani-Dalbin, P., Thibault, V., Guis, L., Musset, L., Duhaut, P., Poynard, T., Piette, J.C. & Cacoub, P. (2004) 'Longterm course of mixed cryoglobulinemia in patients infected with hepatitis C virus', The Journal of Rheumatology, 31 (11), pp.2199-2206. Disponível em: http://www.jrheum.org/content/31/11/2199.short (Acedido em: 25 de julho de 2015)

Schlesselman, J. & Stolley, P. (1982) 'Sources of bias', Case-Control Studies Design, Conduct, Analysis.New York: Oxford, pp.124-143.

Shepard, C.W., Finelli, L. & Alter, M.J. (2005) 'Global epidemiology of hepatitis C virus infection', The Lancet Infectious Diseases, 5 (9), pp.558-567. Disponível em: http://courses.washington.edu/conj504/readings/alter reading3.pdf (Acedido em: 24 de julho de 2015)

Sievert, W., Altraif, I., Razavi, H.A., Abdo, A., Ahmed, E.A., AlOmair, A., Amarapurkar, D., Chen, C., Dou, X. & El Khayat, H. (2011) 'A systematic review of hepatitis C virus epidemiology in Asia, Australia and Egypt', Liver International, 31 (s2), pp.61-80. Disponível em: http://onlinelibrary.wiley.com/store/10.1111/j.14783231.2011.02540.x/asset/j.14783231.2011.02 540.x.pdf?v=1&t=if9p4507&s=c3e00b7002718d9d5c981af470e32b60235f4bed (Acedido em: 13th agosto, 2015)

Simmonds, P. (2004) 'Genetic diversity and evolution of hepatitis C virus--15 years on', The Journal of General Virology, 85 (Pt 11), pp.3173-3188. Disponível em: http://jgv.sgmjournals.org/content/journal/jgv/10.1099/vir.0.80401-0 (Acedido em: 23 de julho de 2015) Simmonds, P., Bukh, J., Combet, C., Deleage, G., Enomoto, N., Feinstone, S., Halfon, P., Inchauspe, G., Kuiken, C. & Maertens, G. (2005) 'Consensus proposals for a unified system of nomenclature of hepatitis C virus genotypes', Hepatology, 42 (4), pp.962-973. Disponível em: http://onlinelibrary.wiley.com/doi/10.1002/hep.20819/full (Acedido em: 27 de julho de 2015)

Stoll-Keller, F., Barth, H., Fafi-Kremer, S., Zeisel, M.B. & Baumert, T.F. (2009) 'Development of hepatitis C virus vaccines: challenges and progress'. Disponível em: http://www.ncbi.nlm.nih.gov/pmc/articles/PMC2966876/ (Acedido em: 29th julho, 2015)

Terrier, B. & Cacoub, P. (2013) 'Renal involvement in HCV-related vasculitis', Clinics and Research in Hepatology and Gastroenterology, 37 (4), pp.334-339. Disponível em: http://www.sciencedirect.com/science/article/pii/S2210740113000387 (Acedido em: 25 de julho de 2015)

The British Psychological Society (2010) Code of human research ethics. Leicester: Sociedade Britânica de Psicologia

Thimme, R., Oldach, D., Chang, K.M., Steiger, C., Ray, S.C. & Chisari, F.V. (2001) 'Determinants of viral clearance and persistence during acute hepatitis C virus infection', The Journal of Experimental Medicine, 194 (10), pp.1395-1406. Disponível em: http://jem.rupress.org/content/194/10/1395.abstract (Acedido em: 24 de julho de 2015)

Thomssen, R., Bonk, S., Propfe, C., Heermann, K., Kochel, H. & Uy, A. (1992) 'Association of hepatitis C virus in human sera with p-lipoprotein', Medical Microbiology and Immunology, 181 (5), pp.293-300. Disponível em: http://link.springer.com/article/10.1007/BF00198849 (Acedido em: 26 de julho de 2015)

Thomson, B.J. (2009) "Hepatitis C virus: the growing challenge", British Medical Bulletin, 89 pp.153-167. Disponível em: http://bmb.oxfordjournals.org/content/89/1/153.short

Tokita, H., Shrestha, S.M., Okamoto, H., Sakamoto, M., Horikita, M., lizuka, H., Shrestha, S., Miyakawa, Y. & Mayumi, M. (1994) 'Hepatitis C virus variants from Nepal with novel genotypes and their classification into the third major group', The Journal of General Virology, 75 (Pt 4) (Pt 4), pp.931-936. Disponível em:

http://www.researchqate.net/profile/Santosh Shrestha3/publication/15048563 Hepatitis C viru s variants from Nepal with novel genotypes and their classification into the third major g roup/links/53d26ff40cf228d363e941bf.pdf (Acedido em: 14 de agosto de 2015)

Treloar, C., Valentine, K. & Fraser, S. (2011) 'Social inclusion and hepatitis C: exploring new possibilities for prevention', Expert Review Anti-Infective Therapy, 9 (4) pp. 397-404. Disponível em: http://www.ncbi.nlm.nih.gov/pubmed/21504397 (Acedido em: 8 de agosto de 2015)

Troesch, M., Meunier, I., Lapierre, P., Lapointe, N., Alvarez, F., Boucher, M. & Soudeyns, H. (2006) 'Study of a novel hypervariable region in hepatitis C virus (HCV) E2 envelope glycoprotein', Virology, 352 (2), pp.357-367. Disponível em: http://www.sciencedirect.com/science/article/pii/S0042682206003357 (Acedido em: 24th julho, 2015)

Tsubota, A., Fujise, K., Namiki, Y. & Tada, N. (2011) 'Peginterferon and ribavirin treatment for hepatitis C virus infection', World Journal of Gastroenterology : WJG, 17 (4), pp.419-432.

Disponível em: http://www.ncbi.nlm.nih.gov/pmc/articles/PMC3027008/ (Acedido em: 25th julho, 2015)

Uman, L.S. (2011) "Systematic reviews and meta-analyses", Journal of the Canadian Academy of Child and Adolescent Psychiatry, 20 (1), pp.57.

Vergnes, J., Marchal-Sixou, C., Nabet, C., Maret, D. e Hamel, O. (2010) "Ethics in systematic reviews", Journal of Medical Ethics, 36 (12), pp.771-774.

Wake, D.J. & Cutting, W.A. (1998) 'Blood transfusion in developing countries: problems, priorities and practicalities', Tropical Doctor, 28 (1), pp.4-8. Disponível em: http://www.ncbi.nlm.nih.gov/pubmed/9481189 (Acedido em: 13 de agosto de 2015)

Wakita, T., Pietschmann, T., Kato, T., Date, T., Miyamoto, M., Zhao, Z., Murthy, K., Habermann, A., Krausslich, H. & Mizokami, M. (2005) 'Production of infectious hepatitis C virus in tissue culture from a cloned viral genome', Nature Medicine, 11 (7), pp.791-796. Disponível em: http://www.nature.com/nm/journal/v11/n7/abs/nm1268.html (Acedido em: 26 de julho de 2015)

Wallace, I.R., McKinley, M.C., Bell, P.M. & Hunter, S.J. (2013) 'Sex hormone binding globulin and insulin resistance', Clinical Endocrinology, 78 (3), pp.321-329. Disponível em: http://onlinelibrary.wiley.com/doi/10.1111/cen.12086/full (Acedido em: 26 de julho de 2015)

White, A. e Schmidt, K. (2005) "Systematic literature reviews", Complementary Therapies in Medicine, 13 (1), pp.54-60.

Whiting, P., Harbord, R. & Kleijnen, J. (2005) 'No role for quality scores in systematic reviews of diagnostic accuracy studies', BMC Medical Research Methodology, 5 pp.19. Disponível em: http://www.biomedcentral.com/1471-2288/5/19 (Acedido em: 15 de julho de 2015)

Williams, J.R. (2008) 'The Declaration of Helsinki and public health', Boletim da Organização Mundial de Saúde, 86 (8), pp.650-652. Disponível em: http://www.scielosp.org/scielo.php?pid=S0042- 96862008000800022&script=sci arttext

Wong, V., Egner, W., Elsey, T., Brown, D. & Alexander, G. (1996) 'Incidence, character and clinical relevance of mixed cryoglobulinaemia in patients with chronic hepatitis C virus infection', Clinical & Experimental Immunology, 104 (1), pp.25-31. Disponível em: http://onlinelibrary.wiley.com/doi/10.1046/j.1365-2249.1996.d01-639.x/abstract (Acedido em: 25 de julho de 2015)

Organização Mundial de Saúde (1999) 'Global surveillance and control of hepatitis C. Report of a WHO Consultation organized in collaboration with the Viral Hepatitis Prevention Board, Antwerp, Belgium', J Viral Hepat, 6 (1), pp.35-47.

Organização Mundial de Saúde (2015) Blood Safety. Disponível em: http://www.emro.who.int/pak/programmes/blood-safety.html (Acedido em: 12 de agosto de 2015)

Organização Mundial de Saúde (2015) Blood Safety and availability. Disponível em: http://www.who.int/mediacentre/factsheets/fs279/en/ (Acedido em: 12th agosto, 2015)

Organização Mundial de Saúde (2002) Global Prevalance of Hepatitis C. Disponível em: http://www.who.int/csr/disease/hepatitis/Hepc.pdf (Acedido em: 24 de julho de 2015)

Wylie, J., Shah, L. & Jolly, A. (2006) 'Demographic, risk behaviour and personal network variables associated with prevalent hepatitis C, hepatitis B, and HIV infection in injection drug users in Winnipeg, Canada', BMC Public Health, 6 (1), pp.229. Disponível em: http://www.biomedcentral.com/content/pdf/1471-2458-6-229.pdf (Acedido em: 13 de agosto de 2015)

Yang, J.D. & Roberts, L.R. (2010) 'Hepatocellular carcinoma: a global view', Nature Reviews Gastroenterology and Hepatology, 7 (8), pp.448-458. Disponível em: http://www.nature.com/nrgastro/journal/v7/n8/full/nrgastro.2010.100.html (Acedido em: 24 de julho de 2015)

Zein, N.N. (2000) "Clinical significance of hepatitis C virus genotypes", Clinical Microbiology Reviews, 13 (2), pp.223-235. Disponível em: http://www.ncbi.nlm.nih.gov/pmc/articles/PMC100152/ (Acedido em: 14th agosto, 2015)

Anexo

Modelo de extração de dados

Factores de risco	Regiões / Cidade (População)	Autor(es) Ano de publicação

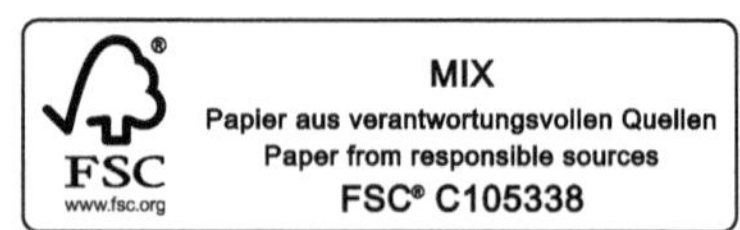

Printed by Books on Demand GmbH, Norderstedt / Germany